JN056329

などメディカルスタッフも、「COVID-19の患者さんに何ができるか」をそれぞれ考え、自分たちの仕事を提案してもらいました。

　このように準備を重ね、2020年5月1日からはCOVID-19患者のみ受け入れる"コロナ専門病院"になったのですが、現在まで院内感染者を出していません。有熱者が出るたびに院内に緊張が走りますが、これまでは大丈夫でした。この対策でいいのだろうと思っています。

　COVID-19については、少しずつその病態が明らかにされてきていますが、未だ治療薬はありません。私たちは、いろいろな施設での取り組みや厚生労働省の指針などを頼りにして、自分たちでマニュアルを作成し、それを規範にしてCOVID-19の患者さんを治療してきました。マニュアルは毎週のように改訂しています。まだ手探りでやっている部分も多いのです。多くの施設も私たちと同じように、試行錯誤しながら治療・ケアをされていることと思います。

　本書は、当院のマニュアルをもとに、COVID-19への対応の基本をまとめたものです。この「手引き」は現時点で私たちが規範にしているものですが、将来間違いがわかる可能性もあります。もっとよい方法があるかもしれません。それでも、これから手探りで対応を始められる施設の、少しでも道しるべになれば、望外の喜びです。

　大阪市立十三市民病院の患者・職員の感染対策に親身になってご指導いただいた、大阪市立大学臨床感染制御学の掛屋　弘教授と医局員の先生方、大阪市民病院機構大阪市立総合医療センター感染症内科の白野倫徳先生には心より感謝申し上げます。

　COVID-19が1日でも早く終息すること、患者さんのご快癒と皆様方の未感染を願ってやみません。お互いに気をつけて、頑張ってまいりましょう。

2020年7月

大阪市立十三市民病院
病院長

西口幸雄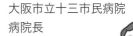

十三市民病院の
コロナ専門病院としての出発に寄せて

　現在、世界中で猛威を振るう「新型コロナウイルス感染症」は、100年ぶりの人類とウイルスの戦いとされています。前回の戦いは1918年から数年間にわたって世界中で蔓延した「スペイン風邪（A型インフルエンザ感染症）」で、世界中で当時の人口の約4分の1である5億人が感染し、死亡者は5000万人とも1億人とも推計されています。2020年7月4日現在、我が国の新型コロナウイルス感染症患者数は19,295名、死亡者数は976名です。患者数は4月中旬にピークを迎え、政府による緊急事態宣言発令後に徐々に減少して、小康状態になっています。一方、世界における患者数は1018万人を超え（死亡者数は50万人超）、その勢いは全く衰えそうにありません。

　大阪府下でも同様に4月に患者急増を経験し、医療機関に緊張が走りました。その中で総合病院であった十三市民病院が「コロナ専門病院」として稼働することが決定され、大変驚いたことを覚えています。また、全国に先駆けてのコロナ専門病院への指名に西口病院長をはじめ、医療スタッフが背負うストレスも拝察されました。私たちは同じ大阪市立の医療機関として、その立ち上げに微力ながらお手伝いをさせていただきました。

　私はある施設で数年間、産業医として従事したことがあります。その時の産業医としての経験が現在の職場でも生かされています。労働衛生の3管理は「作業環境管理」「作業管理」「健康管理」です。この3管理は病院の中でも当てはまります。「作業環境管理」とは職場の環境を整えることです。医療における作業環境とは、病室、検査室、手術室、スタッフステーション等の院内環境であり、今回、十三市民病院がコロナ専門病院になるにあたって最も重要視すべき点と考えました。必要な院内の改装が整い、患者さんとスタッフを守れる作業環境が整ったと考えます。そして、新型コロナウイルス感染症患者の診療における「作業管理」とは、感染防止対応のために場面に応じて適切な個人防護具を選択して、安全に着脱できるかがポイントになります。そのためにマニュアルを作成し、訓練やシミュレーションが繰り返されました。さらには、医療従事者の「健康管理」を行うことが求められます。新型コロナウイルス感染症の診療に従事するスタッフは、感染の危険性と隣り合わせです。大事なことは「私たち医療従事者が感染してはならない」ことであり、患者や同僚・家族を守るために相手をよく知り、「媒介者にならない」ことが求められます。我が国でも多くの院内感染が報告されていますが、患者は発症する数日前からウイルスを排出し、軽症が多い等の特徴があり、本感染症の感染対策がいかに難しいかを物語っています。

我が国でも経済活動の再開に伴い、大都市では患者の増加傾向が見受けられます。100年前の戦いのときも第2波、第3波が起こりました。今後もしばらくはウイズ・コロナの状態は続くのではないかと推察します。未知の感染症であった新型コロナウイルス感染症について多くのことがわかってきましたが、まだ十分ではありません。いくつかの可能性がある治療薬候補が挙がっていますが、ワクチン開発はまだ道半ばです。このような状況でスタッフの健康管理を行うことには細心の注意が必要となります。十三市民病院で勤務していることで心無い中傷を受けたスタッフがいることを伺っています。心のケアも求められます。一方で、全国や地域からの多くの励ましのお手紙や物資が同院に届いていることを拝見しました。十三市民病院への期待の大きさが伝わってきます。

　本書は、新型コロナウイルス感染症の診療を始める全国医療機関の入門書です。今後も新たな知見が加わり、感染対策も改定されることが望まれますが、医療物資や知見が限られた中でコロナ専門病院としての任を受け、手探りで作り上げた西口病院長をはじめ、スタッフの皆さまに敬意を表します。

　最後に、十三市民病院が全国のコロナ専門病院の先駆けとして大阪府民・大阪市民の健康を守るべく、スタッフの皆さまが活躍されることを祈念しています。

2020年7月吉日

大阪市立大学大学院 医学研究科
臨床感染制御学・感染症内科
教授
掛屋　弘

CONTENTS

CHAPTER 4

職員の健康管理

CHAPTER 5

COVID-19患者対応に関するQ&A

COVID-19対応で使える
チェック表・資料

装丁：熊アート　本文デザイン・DTP・イラスト：熊アート

監修

大阪市立十三<ruby>十三<rt>じゅうそう</rt></ruby>市民病院COVID-19対策委員会

編集

西口幸雄 Yukio Nishiguchi
大阪市立十三市民病院 病院長

白石　訓 Satoshi Shiraishi
大阪市立十三市民病院呼吸器内科 部長

感染症専門医が不在のなか、COVID-19診療チームのリーダーを務めています。専門外の
医師全員で、1つの疾患を診療するという特殊な状況をまとめることに取り組みました。
この本が皆様の参考になれば幸いです。

山本紀子 Noriko Yamamoto
大阪市立十三市民病院医療安全管理部 感染管理認定看護師

感染管理認定看護師として、対応マニュアルを毎週のように改訂してきました。当院を利
用する患者さんとその家族、訪問者はもちろん、現場で働くすべての職員を感染から守る
ことが私の役割です。私たちが実践してきたCOVID-19対応が、少しでも皆様のお役に立
つことができればと願っています。

1

COVID-19 専門病院の全体像

COVID-19専門病院では、一般の入院患者や外来患者は受け入れません。
院内感染を防ぐ環境を整え、医師をはじめ、全職員の診療体制をつくること
が大事です。

大阪市の総合病院から、国内初の COVID-19 専門病院へ

新型コロナウイルス感染症（COVID-19）に対し、国内感染期（国内のいずれかの都道府県で感染症の患者の接触歴が疫学調査で追えない状態）以降は、感染拡大防止が重要です。感染拡大によって医療破綻が起こると、多くの死亡例がみられるようになります。

厚生労働省の方針として

❶ 病床数の確保などにより医療対応の体制強化を図る

❷ 急激な患者増加を抑制するために外出自粛など個々が感染予防に努める

❸ 流行のピークを下げることで検査法・治療法・ワクチンなどの開発に必要な時間を稼ぐ

といった基本的な考え方で対策が進められています。

大阪市立十三市民病院では、2020年3月23日より結核病棟を新型コロナウイルス感染症対応病棟とし、感染患者の受け入れを実施していましたが、行政の指示により、2020年5月1日より新型コロナウイルス感染症中等症患者の入院専門病院となりました。

大阪市立十三市民病院の基本姿勢

• 市民病院機構の対応として、新型コロナウイルス感染症（COVID-19）患者の受け入れは当院の責務である。

• 職員の安全（二次感染防止）を最優先する。

● COVID-19 重症度分類（医療従事者が評価する基準）

重症度	酸素飽和度	臨床状態	診療のポイント
軽症	SpO$_2$≧96%	・呼吸器症状なし ・咳のみ 　息切れなし	・多くが自然軽快するが、急速に病状が進行することもある ・リスク因子のある患者は入院とする
中等症Ⅰ 呼吸不全なし	93%＜SpO$_2$＜96%	・息切れ ・肺炎所見	・入院のうえで慎重に観察 ・低酸素血症があっても呼吸困難を訴えないことがある ・患者の不安に対処することも重要
中等症Ⅱ 呼吸不全あり	SpO$_2$≦93%	・酸素投与が必要	・呼吸不全の原因を推定 ・高度な医療を行える施設へ転院を検討 ・ネーザルハイフロー、CPAPなどの使用をできるだけ避け、エアロゾル発生を抑制
重症		・ICUに入室 or ・人工呼吸器が必要	・人工呼吸器管理に基づく重症肺炎の2分類（L型、H型） ・L型：肺はやわらかく、換気量が増加 ・H型：肺水腫で、ECMO（体外式膜型人工肺）の導入を検討 ・L型からH型への移行は判定が困難

注　・COVID-19で死亡する症例は、呼吸不全が多いために重症度は呼吸器症状（特に息切れ）と酸素化を中心に分類した。
　　・SpO$_2$を測定し酸素化の状態を客観的に判断することが望ましい。
　　・呼吸不全の定義はPaO$_2$≦60mmHgでありSpO$_2$≦90%に相当するが、SpO$_2$は3％の誤差が予測されるのでSpO$_2$≦93%とした。
　　・肺炎の有無を把握するために、院内感染対策を行い、可能な範囲で胸部CTを撮影することが望ましい。
　　・軽症であっても、症状の増悪、新たな症状の出現に注意が必要である。
　　・ここに示す重症度は中国や米国NIHの重症度とは異なっていることに留意すること。

厚生労働省新型コロナウイルス感染症対策推進本部：新型コロナウイルス感染症（COVID-19）診療の手引き第2版.
2020：16. より引用

専門病院の全体像

患者の入院〜退院時の対応

感染防止対策

職員の健康管理

Q&A

チェック表・資料

● COVID-19専門病院としてスタートするまでに行ったこと

病院長

全職員に対し、「全員で取り組もう」と説明し、専門病院としてスタートするまでの工程表を示した。

すべての医師

COVID-19についての講義、個人防護具（PPE）の着脱練習、グループ分けした診療体制のシミュレーションなど。

職員のモチベーションを保つのが一番難しいです。医師全員に対しては、「長い医師人生、数か月ぐらいコロナと向き合ってもいいじゃないか」という話をしました。

看護部

全看護師を、4つの病棟（5〜8階）に配置。患者さんに触れることができない看護師は、後方支援に回ってもらうことに。不足しているPPEの作成と加工、電話再診のサポート（外来患者を電話再診に切り替えたため）、4つの病棟ごとにPPEの着脱練習、患者搬送やケアのシミュレーションなど。

栄養部

ディスポーザブル食器の導入、配膳・下膳の安全な方法の検討。

薬剤部

持参薬の確認方法、投薬の方法などの検討。

リハビリテーション科

COVID-19患者が病室でできるリハビリテーションを考え、パンフレットを作成。

地域医療連携室

電話再診のサポート。

1日約500名の外来患者の受け入れを中止したため、職員総出で対応しました。

事務

全国から寄せられる支援物資の整理（病院長がお礼・返事を書く）、職員の食事や宿泊（ホテル）の手配、手当の計算、テレビ局や新聞社の取材対応、ゾーニング工事の手配など。

専門病院の全体像

患者の入院〜退院時の対応

感染防止対策

職員の健康管理

Q&A

チェック表・資料

● 大阪市立十三市民病院の施設全体像

従来は…

[病床数]
263 床
（一般病床 224 床、結核病床 39 床）

➡

COVID-19専門病院としての受け入れ
90 床
（COVID-19 患者のみ）

十 三 市 民 病 院

9階	会議室	
結核病棟 8階	801 号室〜 825 号室	
一般病棟 7階	712 号室〜 728 号室	COVID-19 専門病棟に
6階	613 号室〜 630 号室	
5階	513 号室〜 532 号室	
4階 ※使用しない	~~401 号室〜 422 号室、分娩室、新生児・未熟児室~~	
3階	いこいの庭、手術室、ESWL 室	
2階	診療受付② 皮膚科、泌尿器科、産婦人科、眼科、耳鼻咽喉科 採血・採尿受付、生理検査（超音波・心電図）受付 集団指導室、栄養指導室 軽食・喫茶、売店、管理課	
1階	総合受付、診療受付① 内科、糖尿病内科、呼吸器内科、消化器内科、 小児科、外科、整形外科、リハビリテーション科、 中央処置室、外来化学療法室、 放射線科（CT・MRI）受付、薬剤部、 院外処方箋 FAX コーナー 医療相談、地域医療連携室	
地下1階	内視鏡センター、栄養部	

入り口

- 5〜8階病棟をCOVID-19陽性が確定した中等症患者の専門病棟に
  ➡ それ以外の患者は受け入れない
- 病棟の新規入院と外来診療、予定手術 ➡ ストップ
- 入院中の患者 ➡ すべて退院・転院
- 重症化した場合 ➡ 大阪府入院フォローアップセンター ［→p.16］へ転院を依頼

5

施設内を区分けする

ゾーニング

すべての病棟にレッド・イエロー・グリーンのゾーンをつくりました。

　1つの病棟全体あるいは病棟内の一部の区域にCOVID-19患者を集めて隔離する場合は、非清潔区域と清潔区域を明確に区分けする必要があります。そのため、区域を陽性（レッド）ゾーン、前室（イエロー）ゾーン、清潔（グリーン）ゾーンに分けるゾーニングを行います。

● ゾーニングの3つの区域

陽性（レッド）ゾーン	**前室（イエロー）ゾーン**	**清潔（グリーン）ゾーン**
病室など、感染患者が滞在する区域	個人防護具（PPE）の脱衣を行う準清潔な区域	清潔な区域

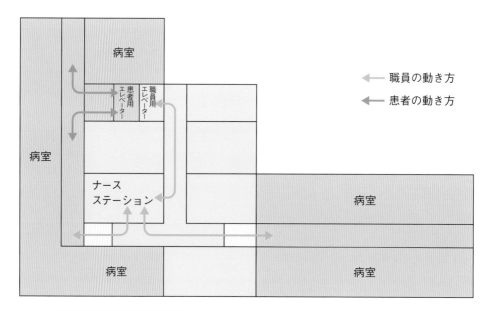

職員の入室	清潔（グリーン）ゾーン ➡ 前室（イエロー）ゾーン ➡ 陽性（レッド）ゾーン
職員の退室	陽性（レッド）ゾーン ➡ 前室（イエロー）ゾーン ➡ 清潔（グリーン）ゾーン

● COVID-19 に対応するゾーニングのポイント

COVID-19患者は個室による管理が原則です。患者数が多い場合は、同室や同フロアの単位で管理します。

① COVID-19患者がいる区域を明確に分ける

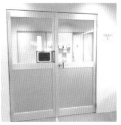

表示入りの扉でゾーンを遮断

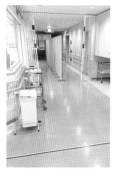

色テープなどを床に貼る

② 準清潔区域を設ける

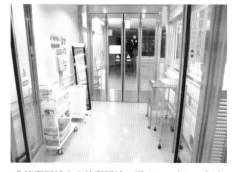

非清潔区域から清潔区域に戻るルートに、個人防護具（PPE）の脱衣を行う準清潔領域（イエローゾーン）を設けることが重要

③ 清潔・非清潔区域の交差感染を防ぐ

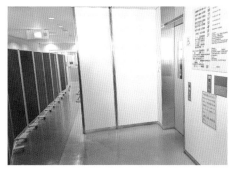

パーテーションを活用

④ ナースステーションは原則、清潔（グリーン）ゾーン

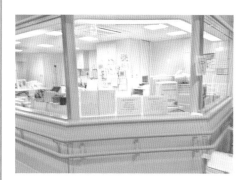

当院ではオープンだった構造を上までガラスで覆う形に変更

ゾーニングと個人防護具（PPE）

- 清潔（グリーン）ゾーンでPPEを装着し、陽性（レッド）ゾーンに入室する。
- 陽性（レッド）ゾーン入室時のPPEは、長袖ガウン・マスク・ゴーグル・キャップ・ニトリル手袋が基本である［→p.32参照］。
- 陽性（レッド）ゾーンでは、プラスチック手袋（と必要時エプロン）のみの交換で、患者間の移動を可とする。ただし、汚染のあるときには、そのつど汚染されたPPEをすべて交換する。
- 前室（イエロー）ゾーンには、感染性医療廃棄物容器と手指消毒剤、鏡を設置する。

専門病院の全体像

患者の入院〜退院時の対応

感染防止対策

職員の健康管理

Q&A

チェック表・資料

結核病棟（8階）

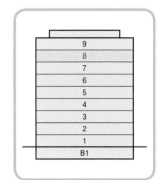

ゾーニング後

陽性（レッド）ゾーン

結核病棟の二重扉奥の北・南病棟
すべて（陰圧がかかっている）

No.6 エレベーター

　　：清潔（グリーン）ゾーン

　　：前室（イエロー）ゾーン

　　：陽性（レッド）ゾーン

✕：使用不可

前室（イエロー）ゾーン

二重扉内

811・812号室は、
もともと結核病棟の
ときには結核疑い患
者が入室していた病
室。この2室のみ独
立している（前室が
ある）

清潔（グリーン）ゾーン

ナースステーション、カン
ファレンスルーム、スタッ
フ室、家族控室とその周囲
の廊下

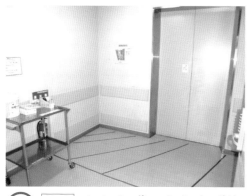

① No.6 エレベーター前。エレベーター前はグリーンゾーン

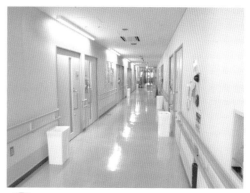

② レッドゾーン。病室間の廊下に感染性医療廃棄物容器を設置

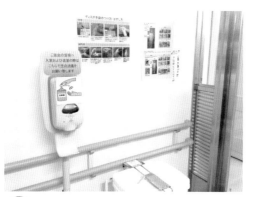

③ イエローゾーンには感染性医療廃棄物容器と手指消毒剤、鏡を設置

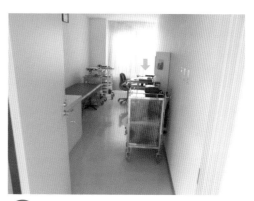

④ 救急カート（➡）はレッドゾーン内に

当院の811・812号室

- 患者入院中の室内
  - ➡ 陽性（レッド）ゾーン
- 前室のカーテン内
  - ➡ 陽性（レッド）ゾーン（理由：前室のカーテン内にトイレがあるため）
- その他
  - ➡ 前室（イエロー）ゾーン

※PPEは前室（イエロー）ゾーンで脱ぐ

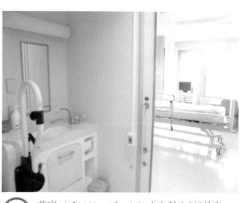

⑤ 前室（イエローゾーン）から見た812号室の室内（レッドゾーン）

専門病院の全体像

患者の入院〜退院時の対応

感染防止対策

職員の健康管理

Q&A

チェック表・資料

一般病棟（5〜7階）

　5〜7階の3病棟は、病棟の構造が8階の結核病棟と異なるため、ゾーニングの工事を実施しました。

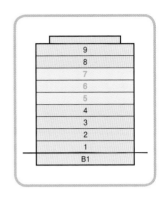

ゾーニング後（7階の場合）

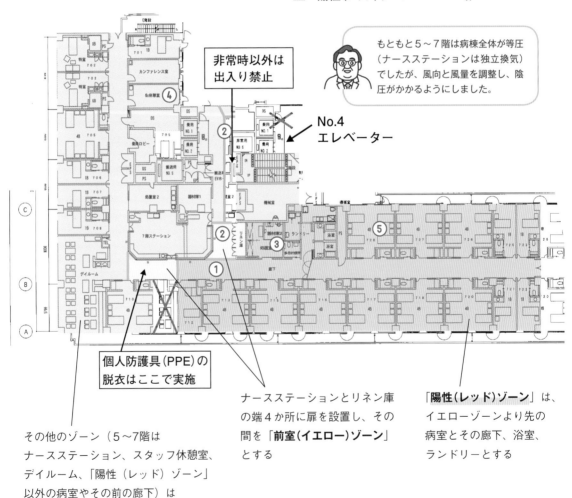

　■：清潔（グリーン）ゾーン　✕：使用不可
　■：前室（イエロー）ゾーン　─：パーテーション
　■：陽性（レッド）ゾーン　─：扉

非常時以外は
出入り禁止

No.4
エレベーター

もともと5〜7階は病棟全体が等圧（ナースステーションは独立換気）でしたが、風向と風量を調整し、陰圧がかかるようにしました。

個人防護具（PPE）の
脱衣はここで実施

ナースステーションとリネン庫の端4か所に扉を設置し、その間を「**前室（イエロー）ゾーン**」とする

「**陽性（レッド）ゾーン**」は、イエローゾーンより先の病室とその廊下、浴室、ランドリーとする

その他のゾーン（5〜7階はナースステーション、スタッフ休憩室、デイルーム、「陽性（レッド）ゾーン」以外の病室やその前の廊下）は「**清潔（グリーン）ゾーン**」とする

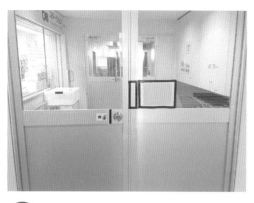

① レッドゾーンからイエローゾーンを見たところ。その奥がグリーンゾーン

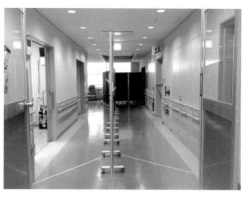

② イエローゾーンから見た患者入院経路。右側は患者用、左側は職員用

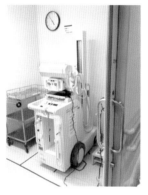

③ レッドゾーン（処置室内のポータブルX線置き場）

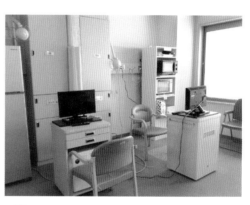

④ スタッフ休憩室はグリーンゾーン。3密にならないよう配置を工夫

ゾーニング前　　　　　ゾーニング後

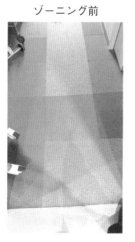
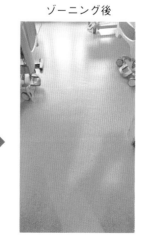

⑤ 病室はカーペットをはがし、つるつるの床に貼り替えている

11

専門病院の全体像

患者の入院〜退院時の対応

感染防止対策

職員の健康管理

Q&A

チェック表・資料

感染症専門医がいない場合の

COVID-19 患者の診療

全科の医師が診療を担当

　十三市民病院には感染症専門の医師がいません。そのため、COVID-19患者の診療は、主に呼吸器内科医師が中心となって行っています。呼吸器内科医師のみでは到底医師が足りないため、院内全科の医師が診療を担当することになりました。

医師のチーム分けと役割

各診療科の科員構成を保ったままのチーム編制としました。その理由は、完全にシャッフルしないほうが、班内の意思疎通が取りやすいとの意見が多かったためです。

　院内全科で診療する体制を構築する場合、個人防護具（PPE）の着脱やレッドゾーンでの診療に不慣れな医師をサポート・教育することが必要です。1名の医師が主治医となって診療を開始することの危険性が高く、当院ではまず「主治医班」と名付けた医師チームを設定しました。

❶　内科・外科医師を班長、副班長に任命
❷　院内を統括するリーダー医師が、伝達事項を班長、副班長に伝える
❸　班内で毎日、カンファレンスを行う
　　患者の治療方針決定や、班員の役割分担（インフォームド・コンセントや書類作成など）

全科協力体制での COVID-19 診療を開始

基礎疾患等の理由によりレッドゾーンに入れない医師もいましたが、主治医として組み込み、グリーンゾーンでの書類やサマリー作成などの業務分担を行い、院内の心理的な一体感を損なわないようにしました。

　PPEの節約が必要であったため、問診・診察や、エアロゾル発生手技である鼻咽頭ぬぐい液の採取は、「回診当番」が一括して行うようにしました。入院患者全員の状態把握を、いったん回診当番が行い、患者の病状や訴えを「主治医班」に申し送りし、方針の決定は主治医班が行うルールとしました。回診当番と主治医班を分けることは、PPEの節約と、大勢の医師がレッドゾーンに入ることによる感染リスクの上昇を避けるねらいがあったからです。

● COVID-19 入院診療体制（大阪市立十三市民病院の場合）

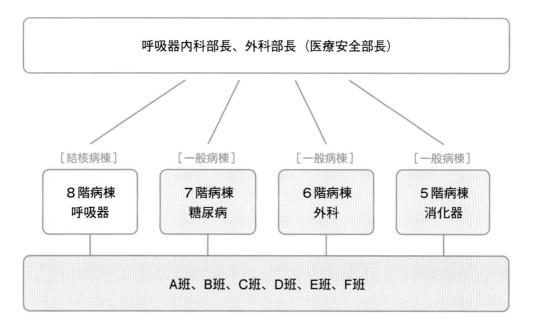

主治医班	班長	副班長				
A班	呼吸器	総合内科	総合内科	小児科	小児科	小児科	皮膚科
B班	呼吸器	呼吸器	整形外科	整形外科	整形外科	整形外科	整形外科
C班	糖尿病	糖尿病	泌尿器	泌尿器	泌尿器	糖尿病	耳鼻科
D班	消化器	消化器	産婦人科	産婦人科	産婦人科	消化器	産婦人科
E班	消化器	消化器	消化器	麻酔科	眼科	消化器	産婦人科
F班	外科	外科	外科	外科	麻酔科	眼科	循環器

★種々の専門分野からなる医師で構成される

専門病院の全体像

患者の入院〜退院時の対応

感染防止対策

職員の健康管理

Q&A

チェック表・資料

データでみる

大阪市立十三市民病院のCOVID-19対応

入院患者集計（2020年3月20日〜6月18日）

のべ受け入れ患者：63名
（他院からの転院受け入れ：20名　重症のため、高次医療機関へ転院：6名）

- 退院：55名　入院中：8名
- 感染経路　不明：28名、判明：35名
- 平均在院日数：15.3日（1〜65日間）
- 死亡：0名
- 年齢：22〜97歳、平均50.3歳
- 性別：男性40名、女性23名
- 重症：10名、中等症：21名、軽症：32名
- 人工呼吸管理後の患者：6名
- 喫煙歴　あり：32名　なし：31名
- 糖尿病（HbA1c 6.1%以上、治療あり＋なし）：22名

	重症	中等症	軽症
男性	9名	16名	15名
女性	1名	5名	17名

治療

- 抗ウイルス薬治療：26名　対症療法のみ：37名

［治療内容］
　ファビピラビル（アビガン®）またはシクレソニド（オルベスコ®）を
　中心薬剤として治療を実施　25名
　クロロキン単独　1名
［使用した主な薬剤］
　ファビピラビル（アビガン®）
　シクレソニド（オルベスコ®）
　ヒドロキシクロロキン（プラケニル®）
　mPSL（メチルプレドニゾロン）
　リトナビル・ロピナビル配合剤（カレトラ®）
　カモスタットメシル酸塩（フオイパン®）

現在もCOVID-19に対する確立した治療法がないため、多岐にわたっています。

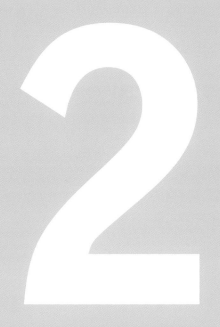

CHAPTER

2

COVID-19 患者の
入院～退院時の対応

COVID-19患者が入院する際は、職員みんなが緊張します。
通行する経路、使用するエレベーターなどは、事前に何度も確認して
おく必要があります。

COVID-19 患者の入院要請から入院までの流れ

　　当院でのCOVID-19患者の受け入れは、大阪府入院フォローアップセンターから入院要請が入ることから始まります。受け入れ可否の判断は医師が行いますが、入院までにいろいろな部署が連動します。

平日（月曜日〜金曜日）の場合

9：00　　病棟師長より、地域医療連携室長へ受け入れ人数の報告

　　　　　各病棟　平日：2名　休日：1名

　　　　　入院・転院時間　　　基本的に10：00〜14：00

9：30　　大阪府医療対策課より、地域医療連携室長へ連絡あり

　　　　　現患者数と受け入れ可能人数を伝える

平日と流れが多少異なります。

土曜日・日曜日・祝日の場合

・夜間の保健所からの連絡は各病棟へつないでもらう

・各病棟は、9：00までに事務当直に受け入れ可能人数を報告する

大阪府入院フォローアップセンター

　　大阪府独自のCOVID-19対策であり、2020年3月に設置された。患者の症状に応じた広域的な入院調整を行う。

治療の優先度が高い順に4段階で対応

❶重症者　　　　　　　➡感染症指定医療機関・大学病院・国立病院機構などで入院加療

❷中等症者　　　　　　➡一般病床（陰圧室・専用病棟）で入院加療

❸軽症者　　　　　　　➡休床・廃止病棟などに隔離

❹無症状病原体保有者　➡民間の宿泊施設や自宅で経過観察

● 平日（月曜日〜金曜日）の受け入れ連絡ルート（大阪市立十三市民病院の場合）

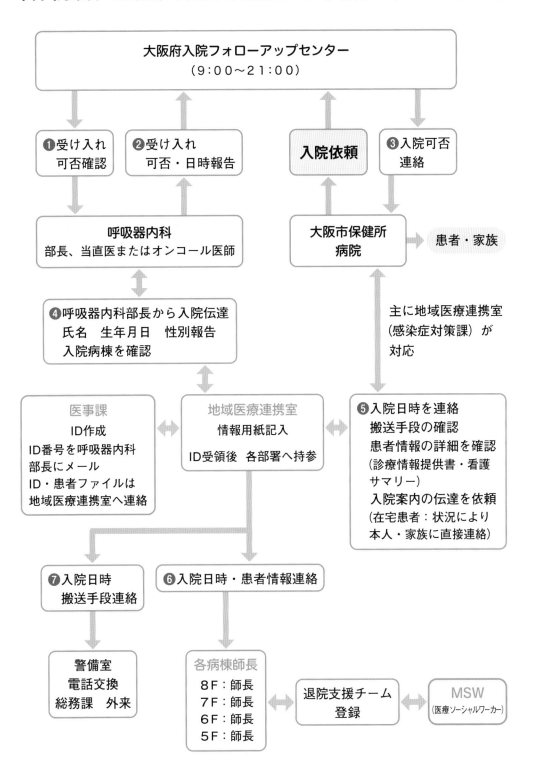

大阪府入院フォローアップセンター
（9：00〜21：00）

❶受け入れ
可否確認

❷受け入れ
可否・日時報告

入院依頼

❸入院可否
連絡

呼吸器内科
部長、当直医またはオンコール医師

大阪市保健所
病院

患者・家族

❹呼吸器内科部長から入院伝達
氏名　生年月日　性別報告
入院病棟を確認

主に地域医療連携室
（感染症対策課）が
対応

医事課
ID作成
ID番号を呼吸器内科
部長にメール
ID・患者ファイルは
地域医療連携室へ連絡

地域医療連携室
情報用紙記入
ID受領後　各部署へ持参

❺入院日時を連絡
搬送手段の確認
患者情報の詳細を確認
（診療情報提供書・看護
サマリー）
入院案内の伝達を依頼
（在宅患者：状況により
本人・家族に直接連絡）

❼入院日時
搬送手段連絡

❻入院日時・患者情報連絡

警備室
電話交換
総務課　外来

各病棟師長
8F：師長
7F：師長
6F：師長
5F：師長

退院支援チーム
登録

MSW
（医療ソーシャルワーカー）

専門病院の全体像

患者の入院〜退院時の対応

感染防止対策

職員の健康管理

Q&A

チェック表・資料

COVID-19患者の
入院〜退院経路

大阪市立十三市民病院
1階 の全体図

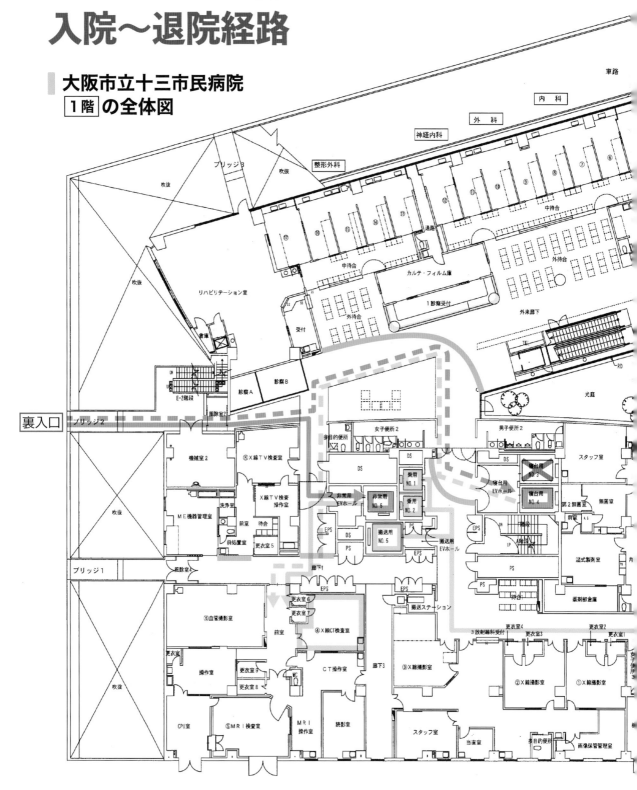

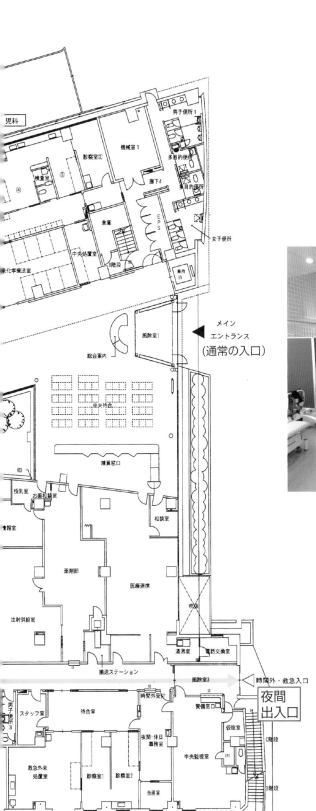

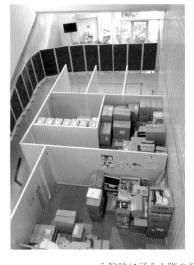

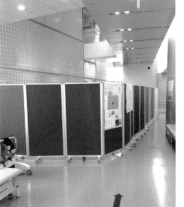

入院時に通る1階の経路（横・上から見たところ）。パーテーションで区切られている

児科

男子便所1

機械室1

診察室②

多目的便所

検査室 ③

廊下4

④

多目的便所

食庫

EPS

中央処置室

女子便所

家化学療法室

8階段

業用EV

風除室1

メイン
エントランス
（通常の入口）

総合案内

中央待合

RD

精算窓口

授乳室

お薬相談室

情報室

相談室

薬剤部

医療連携

吹抜

注射供給室

湯沸室

電話交換室

撤送ステーション

風除室3

時間外・救急入口

夜間
出入口

男子便所3

スタッフ室

待合室

時間外受付

警備窓口

夜間・休日
事務室

仮眠室

C階段

救急外来
処置室

診察室1

診察室2

中央監視室

当直室

D階段

▬▬▬▬	結核病棟（8階）入院経路
▬ ▬ ▬	一般病棟（5〜7階）入院経路
▬▬▬▬	結核病棟（8階）からX線・CT検査室（1階）への移動経路
▬ ▬ ▬	一般病棟（5〜7階）からX線・CT検査室（1階）への移動経路
▬▬▬▬	退院経路
✕	使用不可
▬▬▬▬	パーテーション
▬▬▬▬	ビニールカーテン

COVID-19 患者の入院時

COVID-19患者が入院する際は、職員が使用する通路とは別の、専用の通路が必要です。当院では、駐車場からつながる裏の入り口（ブリッジ２）から入院し、専用エレベーターで各病棟に移動します。

救急隊が着用しているPPEは汚染されている可能性があります。また帰る際、エレベーターの消毒が困難です。

救急隊への対応

搬送時、救急隊には病棟まで上がらないようにしてもらいます。どうしても病棟に上がる必要がある場合は、一度外で個人防護具（PPE）を脱ぎ、手指衛生後、　ブリッジ１　から入り、職員用エレベーター（　No.１　あるいは　No.２　）を使用して上がります。

同伴者が病棟に立ち入るのは危険です！

入院患者の同伴者への対応

入院患者の同伴者は、通常経過観察が必要とされる方がほとんどなので、基本的に来院しません（保健所に依頼してある）。もし来院した場合は、同伴者はそのまま帰ってもらいます。

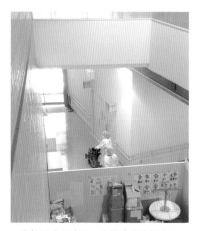

車椅子を用意し、入院患者を迎えに行く看護師

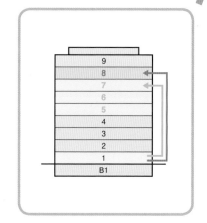

専門病院の全体像

患者の入院〜退院時の対応

感染防止対策

職員の健康管理

Q&A

チェック表・資料

● 入院経路❶：結核病棟（8階）入院の場合

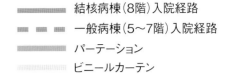

▦▦▦▦	結核病棟（8階）入院経路
▦ ▦ ▦	一般病棟（5〜7階）入院経路
▦▦▦▦	パーテーション
▦▦▦▦	ビニールカーテン

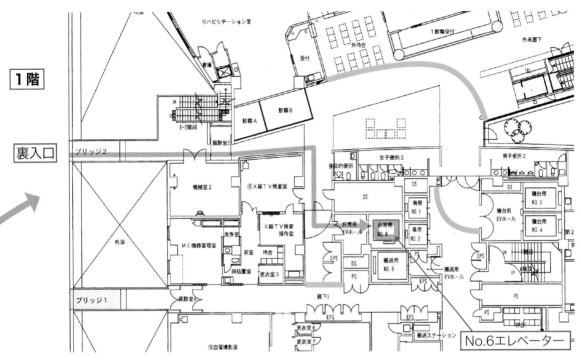

● 入院経路❷：一般病棟（5〜7階）入院の場合

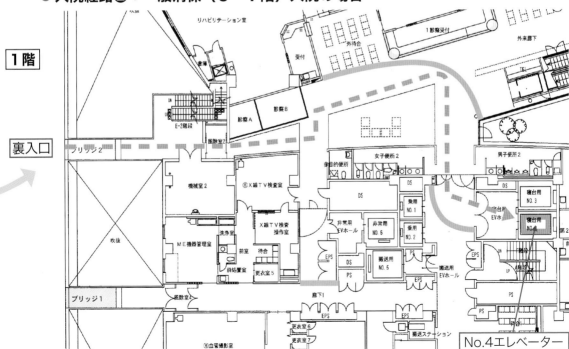

エレベーターの使用方法

　エレベーターにもゾーニングが必要です。当院には乗用や寝台用、非常用など6つのエレベーターがあり、患者と職員、業者で使い分けています。

8階と5〜7階では病棟の構造が異なるためです。

結核病棟（8階）に入院する患者

➡ No.6 エレベーターを使用

一般病棟（5〜7階）に入院する患者

➡ No.4 エレベーターを使用

職員

➡ No.1 または No.2 エレベーターを使用

配膳・下膳車、SPD、リネン類の納品と回収、ポータブル X-P

➡ No.5 エレベーターを使用

ごみ回収の清掃業者

➡ No.6 エレベーターを使用

時間のトリアージを行い、患者さんの搬送と重ならないように清掃業者に電話を入れます。

患者退院時

➡ No.1 または No.2 エレベーターを使用

（搬送患者は No.5 エレベーターを使用）

患者の死亡退院時

➡ No.4 エレベーターを使用

エレベーターの消毒はどうする？

　医療従事者が患者さんに触れた後や、患者自身が触れた箇所のみアルコール消毒を行います。壁や床を消毒する必要はありません。医療従事者が患者さんに触れた後にエレベーターボタンを押す場合、アルコール綿を指とボタンの間に挟んで押すことで、事後消毒の手間を省くことができます。

　エレベーターの消毒が必要かどうかは搬送担当者にしかわからないため、搬送担当者が責任をもって行います。自身ができない場合は他者に依頼します。

● エレベーターの使い分け

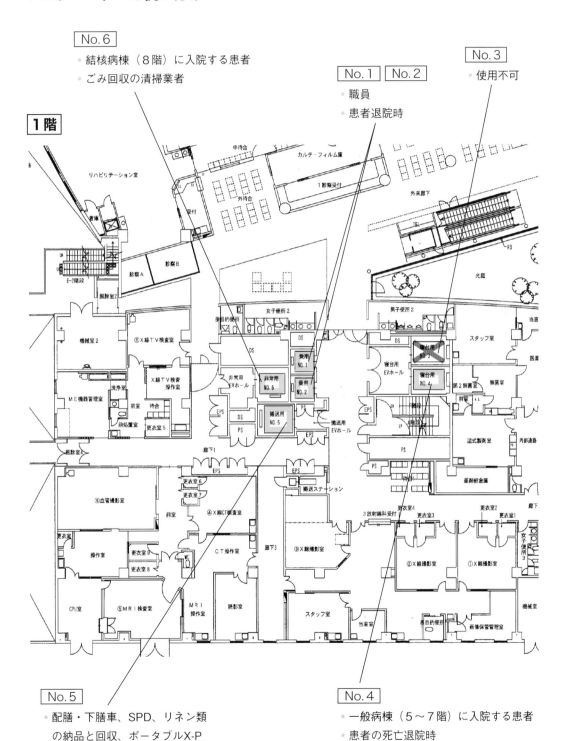

No.6
- 結核病棟（8階）に入院する患者
- ごみ回収の清掃業者

No.1　No.2
- 職員
- 患者退院時

No.3
- 使用不可

1 階

No.5
- 配膳・下膳車、SPD、リネン類
  の納品と回収、ポータブルX-P
- 退院時搬送患者

No.4
- 一般病棟（5～7階）に入院する患者
- 患者の死亡退院時

専門病院の全体像

患者の入院～退院時の対応

感染防止対策

職員の健康管理

Q&A

チェック表・資料

病棟から
CT検査室への移動

CT撮影は、緊急で行われる場合が多いです。X線はポータブル撮影を行います。

　病棟より検査室受付に、CT撮影に行くことを連絡します。搬送が必要な患者は、患者用ベッドで移動します。

　CT検査室担当者は、CT検査室前の2か所にパーテーションを設置します（p.25図の★部分）。CT撮影終了後、CT検査室担当者は、パーテーション2か所をもとの位置に戻します。

● 通常のパーテーションの位置

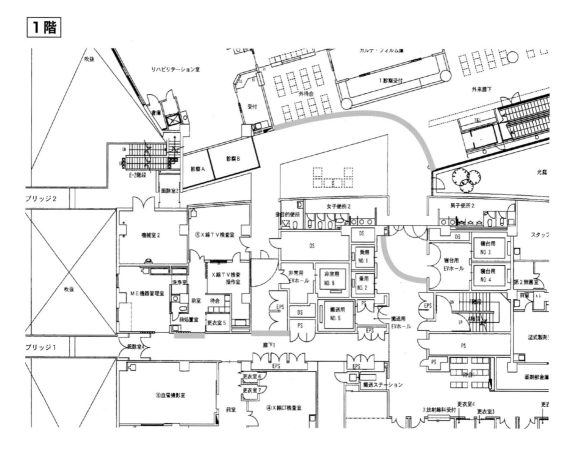

1階

━━━━━━　パーテーション

● CT 撮影時のパーテーションの位置と搬送経路

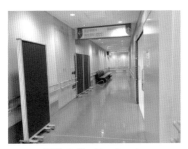

通常のパーテーション
（置いてあるだけ）

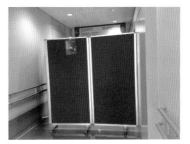

CT撮影時のパーテーション
（廊下を遮断）

5〜7階病棟の入院患者

No.4 エレベーターを使用

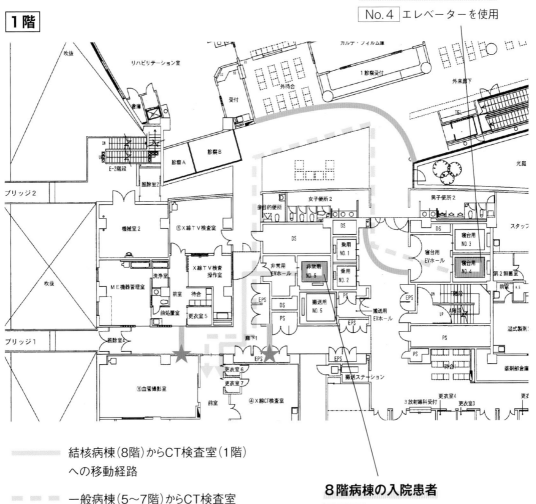

結核病棟（8階）からCT検査室（1階）
への移動経路

一般病棟（5〜7階）からCT検査室
（1階）への移動経路

パーテーション

8階病棟の入院患者

No.6 エレベーターを使用

専門病院の全体像

患者の入院〜退院時の対応

感染防止対策

職員の健康管理

Q&A

チェック表・資料

COVID-19 患者の退院時

【公費対象外の例】
・おむつ等の衛生用品
・診断書
・退院基準を満たした後、入院継続となった場合の療養費

　退院時は通常、会計の必要はなく、夜間出入口から退院となります。COVID-19患者の医療費は公費のため、患者の自己負担はなく、原則として入院費用の清算処理は発生しません。

　公費対象外のものが発生した場合は、別途会計が必要です。その際、現金の受け渡し等は行わず、後日明細書ならびに請求書を郵送・振り込みとなります。売店で購入した商品の支払いも同様に、売店から後日明細書ならびに請求書を郵送し、振り込んでもらいます。

● 退院経路（全病棟共通）

【1階】

　　　　　退院経路
　　　　　パーテーション

搬送患者
No.5 エレベーターを使用し、ストレッチャーへの移乗は★印で行う

退院患者
No.1 または No.2 エレベーターを使用し、夜間出入口から退院

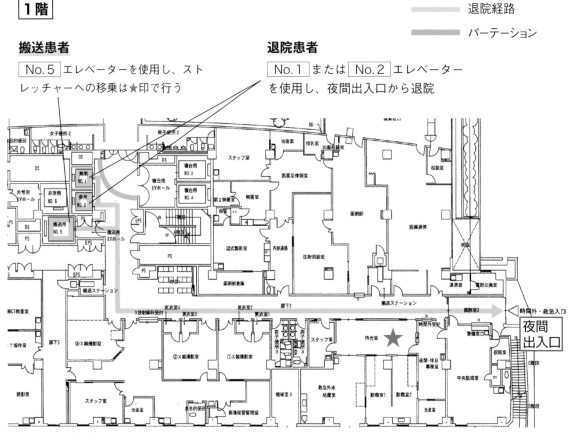

転院時の経路
退院基準を満たした後に転院 ➡ **退院時**と同様
重症化して転院　　　　　　　➡ **入院時**［→p.21］と同様

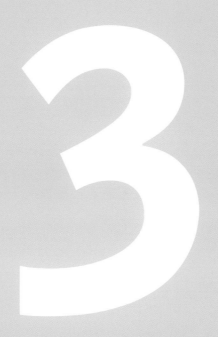

CHAPTER

3

感染防止対策

COVID-19の対応では、感染防止対策が最も重要です。
汚染物の取り扱い、個人防護具の着脱には最大の注意をはらいましょう。適
切に対処すれば、院内感染は起こりません。

感染経路

ウイルスなどの病原体が感染する経路には、接触感染、飛沫感染、空気感染の３つがあります。

接触感染

人→人、人→物→人と
病原体に触れることで
感染する

飛沫感染

咳やくしゃみにより
病原体を浴びて感染する

空気感染

空気中を浮遊している
病原体を吸い込んで感染する

新型コロナウイルスへの感染対策では、
標準予防策に加え、接触・飛沫・空気感染予防策のすべて**を実施します。**

COVID-19患者受け入れ時の個人防護具（PPE）

専門病院の全体像

患者の入院〜退院時の対応

感染防止対策

職員の健康管理

Q&A

チェック表・資料

		サージカルマスク	N95マスク	眼の防護具	手袋	長袖ガウン	エプロン	キャップ
1	案内・誘導時 ➡p.32	◯			◯			
2	検体運搬時 ➡p.32	◯			◯			
3	「レッドゾーン」入室時 ➡p.32	◯		◯	◯	◯		◯
4	病室内で患者と接触するとき ➡p.32	◯		◯	◯ ※	◯	◯	◯
5	エアロゾル発生手技時 ➡p.33		◯	◯	◯	◯		◯

※ニトリル手袋の上にポリ塩化ビニル手袋を着用（ダブルグローブにする）[→p.38]

★患者は「サージカルマスク」着用

マスク　飛沫感染対策　空気感染対策（N95マスク）

POINT

☑ 医療従事者の曝露リスクの評価では、マスクおよび眼を防護するPPEの装着が重視されている［→p.60］。

サージカルマスク

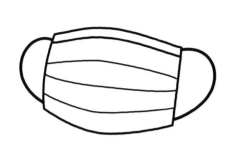

N95マスク

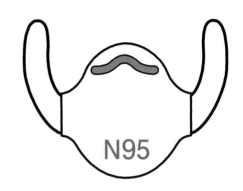

N95

N95マスクとサージカルマスクでは濾過の方法が異なる。N95マスクは空気感染対策が必要なときに、サージカルマスクは飛沫感染対策と、N95マスク表面の汚染を減らすためにN95マスクの上から重ねて使用する。

眼の防護具　飛沫感染対策

セーフティグラス

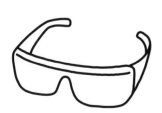

装着感がよく、曇りにくい。再生使用型であり、洗浄消毒の手間がある。

フィルム交換型ゴーグル

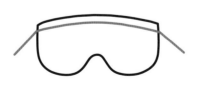

軽量で安価、汚染時交換しやすいが、下方・側面からの汚染を受けやすい。

フェイスシールド

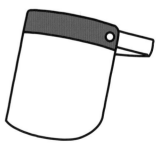

通気性がよく、めがねをつけていても使いやすい。口腔内吸引時に使用。

手　袋 接触感染対策

ニトリル手袋　　　　　ポリ塩化ビニル手袋

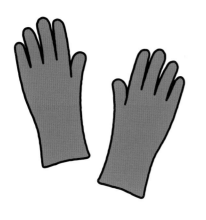 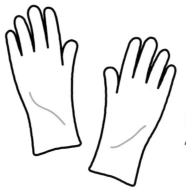

COVID-19対応でよく使うのは、ニトリル手袋とポリ塩化ビニル手袋です。ポリ塩化ビニル手袋のことを、院内では「プラ手（プラスチック手袋）」と言ったりします。

● 手袋の素材による違い[2]

素材	フィット感	耐久性	コスト
ポリ塩化ビニル	×	×	◎
ニトリル	○	○	×

ニトリル手袋はフィット感がいいので、通常の診療では採血室で使っています。
ポリ塩化ビニル手袋はフィット感がないですが、安くて手軽に使用できるので、通常の診療では患者さんに触れるときやおむつ交換、点滴の混注等、頻用されています。

長袖ガウン 接触感染対策

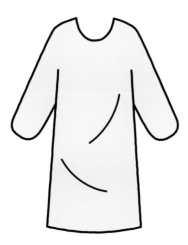

エプロン 接触感染対策

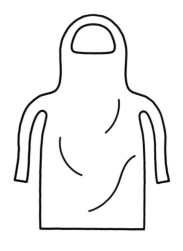

専門病院の全体像

患者の入院〜退院時の対応

感染防止対策

職員の健康管理

Q&A

チェック表・資料

案内・誘導時

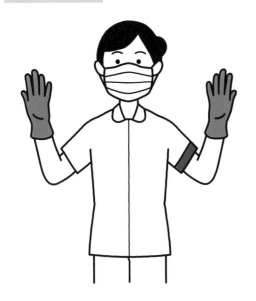

サージカル マスク	N95 マスク	眼の 防護具	手袋	長袖 ガウン	エプロン	キャップ
○			○			

検体運搬時

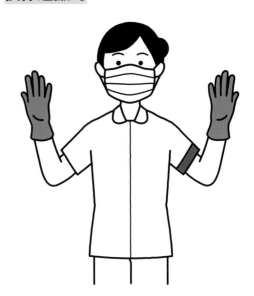

サージカル マスク	N95 マスク	眼の 防護具	手袋	長袖 ガウン	エプロン	キャップ
○			○			

「レッドゾーン」入室時

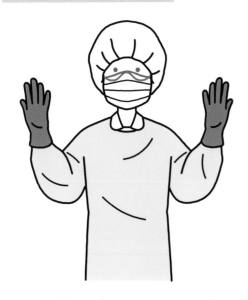

サージカル マスク	N95 マスク	眼の 防護具	手袋	長袖 ガウン	エプロン	キャップ
○		○	○	○		○

病室内で患者と接触するとき

ニトリル手袋の上にポリ塩化ビニル手袋を着用

ポリ塩化ビニル手袋とエプロンは患者ごとに交換

長袖ガウンの上にエプロンを着用

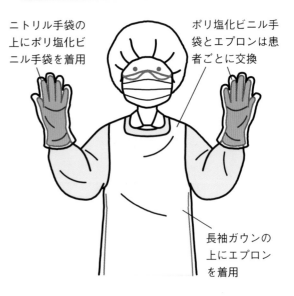

サージカル マスク	N95 マスク	眼の 防護具	手袋	長袖 ガウン	エプロン	キャップ
○		○	○	○	○ (必要時)	○

エアロゾル発生手技時

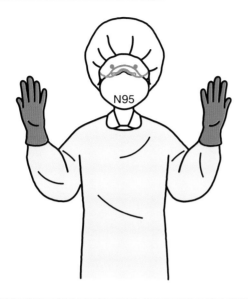

エアロゾル発生手技の例

気管挿管、抜管、気道吸引、開放式気管吸引、検体採取、誘発採痰、気管切開術、心肺蘇生、用手換気、気管支鏡検査など

サージカルマスク	N95マスク	眼の防護具	手袋	長袖ガウン	エプロン	キャップ
	◯ （単回使用）	◯	◯	◯		◯

挿管・抜管など多量の飛散が予測される場合

実施者と介助者（1名程度）は、フェイスシールドなどを着用して、眼の周囲を十分に覆います（フェイスシールドは使用後破棄）。

エアロゾル発生手技時以外でN95マスクを着用する場合

延長使用として、N95マスクの上にサージカルマスクを使用し、表面汚染を避けます。また、使用後のN95マスクは、清潔（グリーン）ゾーンの所定の位置に保管します ［→p.43］。

専門病院の全体像

患者の入院〜退院時の対応

感染防止対策

職員の健康管理

Q&A

チェック表・資料

個人防護具（PPE）の着衣方法 [1,2]

● 着用順

長袖ガウン ➡ サージカルマスク ➡ 眼の防護具 ➡ キャップ ➡ ニトリル手袋

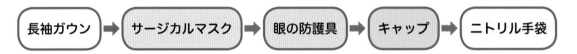

1

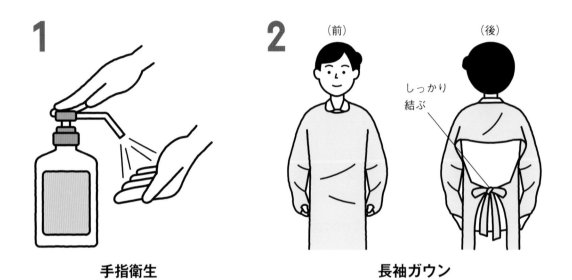

手指衛生

2
（前）　（後）

しっかり
結ぶ

長袖ガウン

5

眼の防護具上
部、髪、耳を
入れこむ

キャップ

6

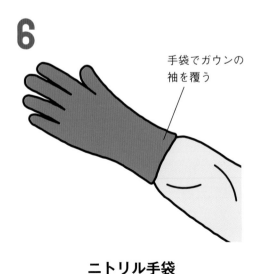

手袋でガウンの
袖を覆う

ニトリル手袋

POINT

N95

☑ 気管挿管・抜管、気道吸引、開放式気管吸引、検体採取、誘発採痰、気管切開術、心肺蘇生、用手換気、気管支鏡検査など、一時的に大量のエアロゾルが発生する手技時には、N95マスクを着用する（単回使用）。

☑ エアロゾル発生手技時以外でN95マスクを着用する際は、N95マスクの上にサージカルマスクを使用し、表面汚染を避ける。

3

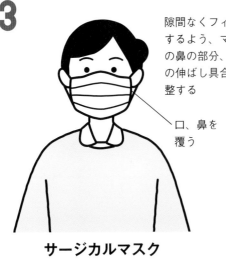

隙間なくフィットするよう、マスクの鼻の部分、ひだの伸ばし具合を調整する

口、鼻を覆う

サージカルマスク

4

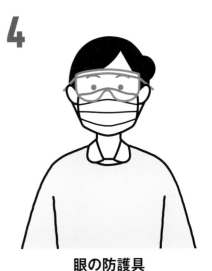

眼の防護具
（フィルム交換型ゴーグルの場合）

完成！

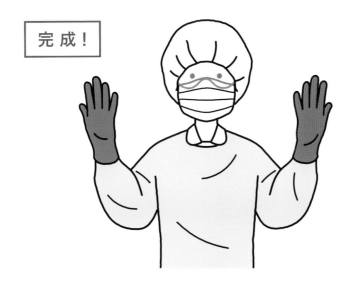

専門病院の全体像

患者の入院〜退院時の対応

感染防止対策

職員の健康管理

Q&A

チェック表・資料

個人防護具（PPE）の脱衣方法 [1,2]

● 脱衣順

長袖ガウン
ニトリル手袋 → キャップ → 眼の防護具 → サージカルマスク

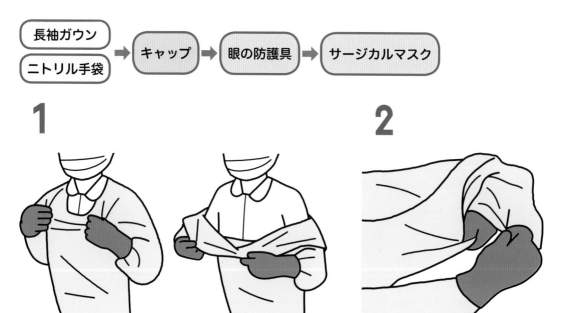

1

長袖ガウンの両肩付近の表面をつかんで引っ張り、首の後ろ部分をちぎる

2

手袋の手で反対の腕の表面をずらし、裏が表になるように裏返しながら脱ぐ

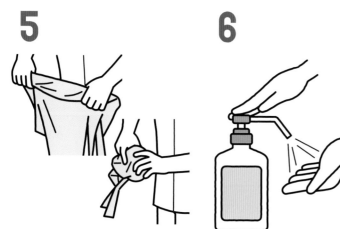

5

ガウンを前に引っ張って腰ひもをちぎり、素手で表に触れないようにしながら、小さく丸め廃棄する

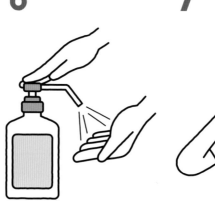

6

手指衛生

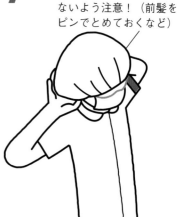

7

外した際、前髪がゴーグルやマスクの表面につかないよう注意！（前髪をピンでとめておくなど）

後ろ側からキャップを外す

POINT

☑ キャップやマスク等を外すとき、汚染があるようなら、手袋を着用して外す。

☑ エアロゾル発生手技時以外でN95マスクを着用した際、使用後のN95マスクは「清潔（グリーン）ゾーン」で外して、所定の位置に保管する。

3

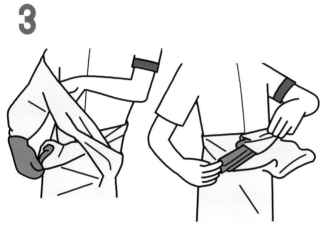

素手になった手を、反対の腕のガウン裏側に入れ、裏が表になるように裏返しながら脱ぐ

4

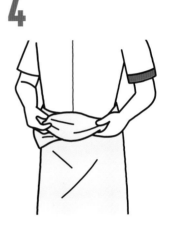

上半身部分を腰のあたりまで内側に包む

8

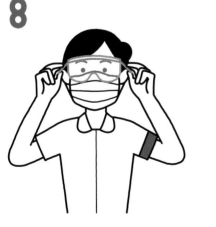
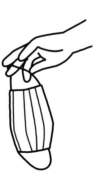

表面に触れないように、眼の防護具、マスクを外す

9

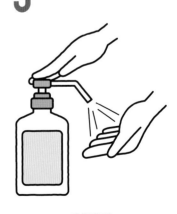

手指衛生

専門病院の全体像

患者の入院〜退院時の対応

感染防止対策

職員の健康管理

Q&A

チェック表・資料

病室内で患者に接触するときの個人防護具（PPE）[1,2]

POINT

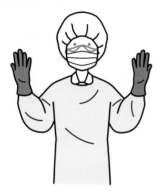

サージカルマスク＋眼の防護具＋
ニトリル手袋＋長袖ガウン＋キャップ

エプロンとポリ塩化ビニル手袋を追加し、
患者ごとに交換する！

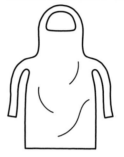

エプロン

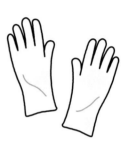

ポリ塩化ビニル手袋

● 着用順

1

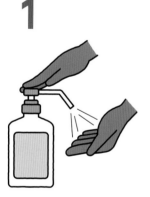

ニトリル手袋の
上から手指衛生

2

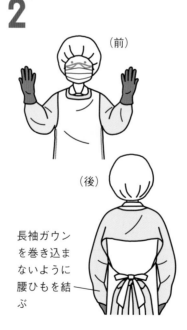

（前）

（後）

長袖ガウン
を巻き込ま
ないように
腰ひもを結
ぶ

エプロンを着用

3

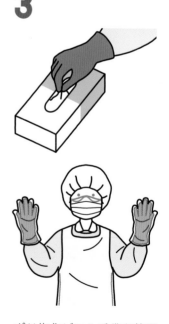

ポリ塩化ビニル手袋を着用

● 脱衣順

専門病院の全体像

患者の入院〜退院時の対応

感染防止対策

職員の健康管理

Q&A

チェック表・資料

1

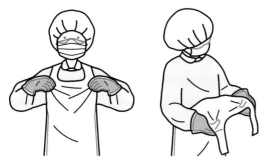

エプロンの両胸付近の表面をつかんで引っ張り、首の後ろ部分をちぎる

2

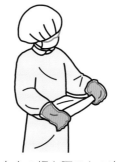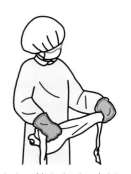

左右の裾を腰ひもの高さまで持ち上げ、内側に織り込んでいき、前に引っ張って腰ひもを切る

3

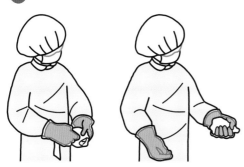

エプロンを小さく丸め込み、片手で握る

4

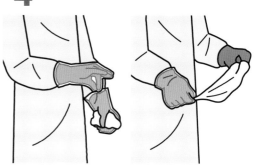

エプロンを握ったほうの手の、手首近くの縁の外側をつまみ、ポリ塩化ビニル手袋をひっくり返してエプロンを包み込む

5

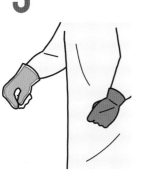

手袋で包み込んだエプロンを、もう片方の手袋で握る

6

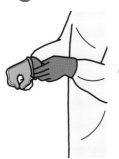

握ったほうの手袋の手首の下に指を滑り込ませ、ポリ塩化ビニル手袋をひっくり返して全体を包み込む→廃棄

7

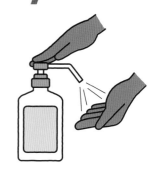

ニトリル手袋の上から手指衛生

眼の防護具の取り扱い

● フィルム交換型ゴーグル、セーフティグラス

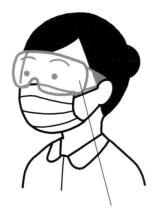

POINT

消毒方法

☑ フィルム交換型ゴーグル：フィルムを廃棄、フレームはアルコール除菌クロスまたはルビスタ®で清拭

☑ セーフティグラス：0.05％テキサント®溶液に浸漬消毒後、水洗いし乾燥

• キャップに入っていた清潔な部分の縁を持って外す
• 汚染があるようなら、手袋を着用して外す

● フェイスシールド

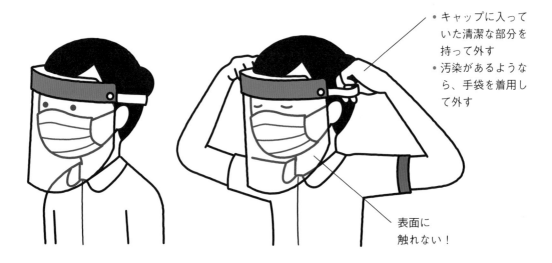

• キャップに入っていた清潔な部分を持って外す
• 汚染があるようなら、手袋を着用して外す

表面に触れない！

POINT

☑ フェイスシールドは、使用ごとに廃棄する。

手指衛生

- 手袋を外した後は、すぐに擦式アルコール手指消毒剤で手指消毒する。
- PPE交換時は、擦式アルコール手指消毒剤で手指消毒を行う。
- 電子カルテを触る前には、忘れず手指消毒する（電子カルテの清拭が困難なため）。

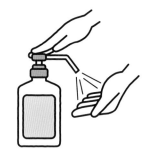

環境整備

人がよく触る箇所
（ベッド柵・ドアノブ・床頭台・机・椅子など）

- アルコール除菌クロスまたは環境除菌・洗浄剤（商品例：ルビスタ®）または0.05％テキサント®溶液（水2L＋テキサント®17mL）で1日1回清拭する。

床

- フロアワイパー（商品例：クイックルワイパー、レッドゾーンに設置）を用いて清掃する。

イエローゾーン→レッドゾーンの扉。触れる部分に印をつけて、清掃しやすくしている

痰・吐物などで汚染された箇所

- 周囲への飛散が最小限になるように、吸水ペーパー（商品例：キムタオル）や紙おむつなどで吸収させ、汚染箇所をアルコール除菌クロスまたはルビスタ®か0.05％テキサント®溶液で消毒する。

床などに血液が付着したとき

0.5％テキサント®溶液（水1L＋テキサント®85mL）を浸した吸水ペーパー（商品例：キムタオル）で拭き取る。

手荒れ対策として、グリーンゾーンに戻った際にハンドローションを使用しています。

軽症で元気な患者さんの病室には除菌・洗浄剤含浸ペーパータオル（商品例：セイフキープ）を設置し、患者自身で清掃してもらってもよいでしょう。

※本書内に出てくる「商品」は、当院で選択・使用しているものであり、あくまで一例です。

専門病院の全体像

患者の入院～退院時の対応

感染防止対策

職員の健康管理

Q＆A

チェック表・資料

場所・状況別の感染対策

病室

・病室の扉は常に閉めておく。

当院の8階病棟の扉は、もともと同時に開かないようになっています。

入室時

・グリーンゾーンで、PPEを装着する。

・結核病棟（8階）の811・812号室では、部屋の外、内の二重扉が同時に開かないようにし、すみやかに入室する。

・一般病棟（5〜7階）は、グリーンゾーンとイエローゾーン、イエローゾーンとレッドゾーンの扉が同時に開かないように注意する。

・患者に直接触れるときは、長袖ガウン・マスク・眼の防護具・キャップ・ニトリル手袋に加え、ポリ塩化ビニル手袋（と必要時エプロン）を装着する［→p.29］。

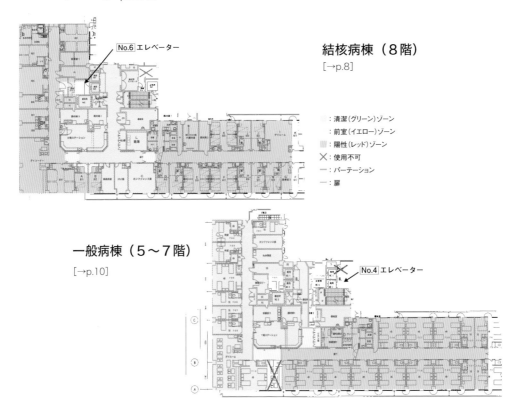

No.6 エレベーター

結核病棟（8階）
［→p.8］

：清潔（グリーン）ゾーン
：前室（イエロー）ゾーン
：陽性（レッド）ゾーン
✕：使用不可
─：パーテーション
─：扉

一般病棟（5〜7階）
［→p.10］

No.4 エレベーター

入室中

- 手指衛生は、擦式アルコール手指消毒剤を使用し、ニトリル手袋の上から行う。
- 結核病棟（8階）の811・812号室以外は、廊下でポリ塩化ビニル手袋とエプロンのみ交換し、患者間の移動を可とする（脱衣は廊下で可）。
- レッドゾーンの物をグリーンゾーンに出すときには、イエローゾーンで必ずアルコール除菌クロスまたはルビスタ®で清拭する。

退室時

- イエローゾーンでPPE（長袖ガウン、ニトリル手袋、キャップ、眼の防護具、サージカルマスク、汚染時のN95マスク）をすべて脱ぐ。
- 結核病棟（8階）の811・812号室では、前室のイエローゾーンでPPEをすべて脱ぎ、部屋の外、内の二重扉が同時に開かないようにし、すみやかに退室する。
- 一般病棟（5～7階）は、レッドゾーンとイエローゾーン、イエローゾーンとグリーンゾーンのパーテーションが同時に開かないように注意する。
- 手指衛生は、擦式アルコール手指消毒剤を使用する。
- フィルム交換型ゴーグルはフィルムを廃棄、フレームはアルコール除菌クロスまたはルビスタ®で清拭、N95マスクはグリーンゾーンの所定の位置に保管する。

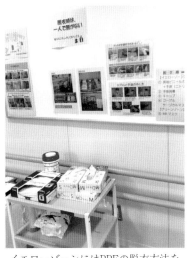

イエローゾーンにはPPEの脱衣方法を写真入りで掲示

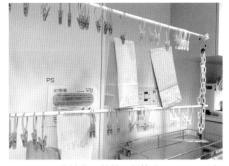

N95マスクを清潔に乾燥・保管するスペースをグリーンゾーンに確保

専門病院の全体像

患者の入院～退院時の対応

感染防止対策

職員の健康管理

Q&A

チェック表・資料

患者

- 基本的には病室内隔離である。
- 患者にはサージカルマスクを着用してもらう（咳などによる曝露を防ぐため）。
- 酸素投与が必要な場合、加湿をしない。
- 酸素マスク、カヌラ使用時は、サージカルマスクを被せて使用する。
- エアロゾルを発生させる器具（レスピフロー、NPPV、ネブライザーなど）は、原則使用しない。

挿管が必要になった患者

滅菌でなくてもよいですが、長袖ガウンは背面を汚染する可能性があるからです。

- PPEは長袖ガウンではなく手術用の滅菌ガウンと、フェイスシールドなど眼の防護具を使用する。
- 入室するスタッフをできるだけ制限する。
- 人工呼吸器の呼気・吸気側（メーカー推奨）にフィルターを使用し、人工呼吸器本体の汚染を防ぐ。
- 挿管・抜管時は、最も曝露リスクの高い処置であるため、エアロゾルBOXを使用する。
- 原則、閉鎖式吸引とする。
- 抜管後は、レスピフロー、NPPV、ネブライザーなどエアロゾルを発生させる器具は使用しない。
- 酸素5L/分まで投与とし、医師判断にて対応する。

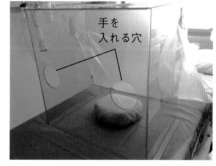

手を入れる穴

エアロゾルBOXは、飛沫感染リスクを低減させるアクリル製の遮蔽ボックス。挿管時に患者に被せて、医療従事者は穴から手を入れて処置を行う

清掃※

※委託業者との契約内容によります。もっと清掃してもらえる病院もあるかもしれません。

- 患者入院中の病室には、清掃業者は入らない。ただし、朝のシャワー室清掃と、退院後の病室の清掃、個室以外のトイレ掃除、レッドゾーンの手すり拭きは実施する（当院では6時〜9時の間）。
- 清掃業者はディスポーザブルクロスを使用し、廃棄する。
- 清掃用具は、レッドゾーン専用とする。
- ナースステーション、スタッフ室、その周囲の廊下、エレベーターホールなどのグリーンゾーンは通常どおり清掃してもらえるが、結核病棟（8階）に関しては811・812号室に患者が入院した場合は、グリーンゾーンも清掃しない。

シャワー室

- 一番最後の患者が使用した後、看護師は浴室内を可能な限り熱湯で流し、換気扇を回しておく。
- 翌朝に、清掃業者は、長袖ガウン、サージカルマスク、眼の防護具、キャップ、手袋を着用して通常の清掃を行う。

退院後の病室清掃

- 通常の環境整備を行った後、清掃担当者に「患者退院後」であることを伝え、清掃を依頼する。
- 清掃業者は、長袖ガウン、サージカルマスク、手袋を着用して清掃を行う。

廃棄物[3]

- 廃棄物は、すべて感染性医療廃棄物容器に廃棄する。
- 患者が廃棄したゴミ箱のゴミは看護師がビニール袋の口を密封し、廊下の感染性医療廃棄物容器に廃棄する。
- 液体は、可能な限り医療用凝固剤で固める。固めることができない物は吸水させるためのペーパー等とともにビニール袋で密封して廃棄する。
- 感染性医療廃棄物容器は、イエローゾーンで周囲をアルコール除菌クロスまたはルビスタ®で拭いた後、 No.6 エレベーター前に持っていく。
- 清掃業者のゴミの回収は、 No.6 エレベーターから搬送する。

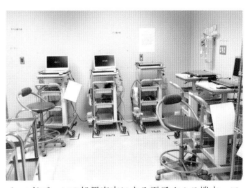

レッドゾーンの各病室前に、感染性医療廃棄物容器を設置
レッドゾーンに入れた物をグリーンゾーンに出すときは、消毒する必要があるため、医療廃棄物容器はすべて清拭できる素材のものとした（当院では「白ポリ」と呼んでいる）

器具・物品

- 可能な限りディスポーザブル製品を用いて、使用後は廃棄する。
- 使用後の器具は、アルコール除菌クロスまたはルビスタ®または0.05％テキサント®溶液で清拭する。
- 電子カルテは、レッドゾーン用として設置し、グリーンゾーンには出さない。
- 病室内に電子カルテを入れた場合、出す際は環

レッドゾーンの処置室内にある電子カルテ端末、ワゴン置き場。床に印をつけて整理・整頓を徹底する

シャワーの飛沫が飛んでくるため、キャップ、眼の防護具も着用します。

退院後は患者さんからの飛散がないため、PPEは接触予防策のみでよいとされています。

患者さんの搬送と重ならないように時間のトリアージを行います。

専門病院の全体像

患者の入院〜退院時の対応

感染防止対策

職員の健康管理

Q&A

チェック表・資料

境除菌・洗浄剤で清拭する（電子カルテはアルコール不可のため）。
- 電子カルテのキーボードにはカバーを被せ、その上からルビスタ®で清拭する。

滅菌器材

- 可能な限りディスポーザブル製品を使用する※。
- 鋼製小物を使用した際、廃棄が可能なものは廃棄する（使用前に要確認）。
- 廃棄不可の場合は、使用した者が一時洗浄と消毒を実施し、ウイルスを不活化した状態で中央材料室に払い出す。

※委託業者との
取り決めで
す。

食器・配膳

- ディスポーザブル食器を使用する※。
- 配膳車はグリーンゾーン（ナースステーション前）までの搬入とし、レッドゾーンやイエローゾーンには入れない。
- 下膳の際はサージカルマスク、手袋を着用する。
- 病棟用専用ワゴンは所定の位置に置いておく。
- **配膳**：①配膳車をイエローゾーン近くまで寄せ、
　　　　②病棟用専用ワゴンにトレイを置き換えて配膳する。
- **下膳**：①専用ワゴンにトレイのみ回収し、
　　　　②イエローゾーンに運び、
　　　　③トレイと病棟用専用ワゴンをアルコール除菌クロスまたはルビスタ®
　　　　　で清拭し、
　　　　④トレイをエレベーターホール内に配置した台に載せ、返却する。

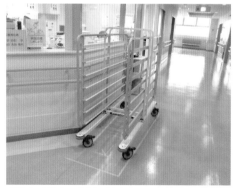

配膳車は所定の位置に置く

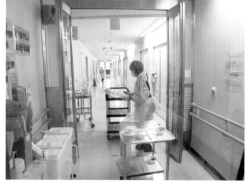

PPEを装着して配膳時（イエローゾーンからレッドゾーンに置き換えている）

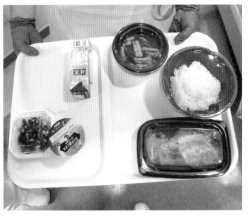
ディスポーザブル食器を使用

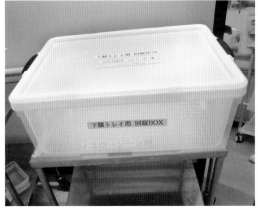
下膳トレイ用回収BOX

清潔（シャワー浴）

- 病棟内のシャワー室を使用する。
- 次の使用患者までに時間をあけなくてもよい。
- 一度でも陰性が確認されている患者は、陽性患者よりも先に使用する。
- 一番最後の患者が使用した後、看護師は浴室内を可能な限り熱湯で流し（熱傷に注意）、換気扇を回しておく。

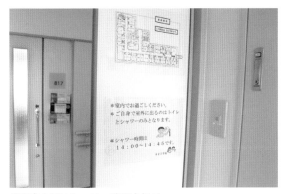
病室内の扉にシャワー時間を掲示

専門病院の全体像

患者の入院〜退院時の対応

感染防止対策

職員の健康管理

Q&A

チェック表・資料

排泄

- 各病室用のトイレを使用する。
- 多床室の場合は、使用前に備え付けのルビスタ®で患者自身が便座等の触れる部分を清拭する。

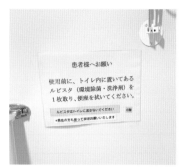

トイレ内の表示

ポータブルトイレ・便器・尿器

- 使用する場合には患者専用とし、病室からは出さないようにする。
- 排泄物を受ける部分にビニール袋を被せ、吸水ペーパー（商品例：キムタオルなど）をセットしておく。
- 排泄物は、医療用凝固剤でできるだけ固めて、医療廃棄物として処理する。
- 患者退院後は、ウォッシャーディスインフェクタで洗浄し乾燥させる。ウォッシャーディスインフェクタを使用できない部分（ポータブルトイレの外側など）は、ルビスタ®または0.05％テキサント®溶液で清拭する。

ウォッシャーディスインフェクタ
熱水により消毒を行う装置。鋼製の物品などに用いられる。

リネン類※

※委託業者との契約内容によります。

- 検査着、バスタオル、フェイスタオルなどは、ビニール袋（一重）に密封する。
- ビニール袋の周囲をアルコール除菌クロスまたはルビスタ®で拭いた後、黒太マジックで大きく㊤と明示し、エレベーターホール前の回収袋に入れる。

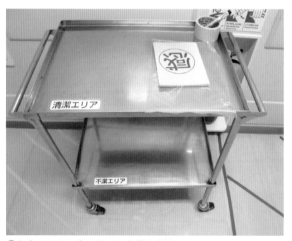

㊤と書かれたリネン類の回収袋を置くワゴン

寝具類[※]

- シーツ、横シーツ、包布、枕カバーなどのリネンはビニール袋（二重[※]）に密封し、ビニール袋周囲をアルコール除菌クロスまたはルビスタ®で拭いた後、黒太マジックで大きく㊙と明示し、エレベーターホール前の回収袋に入れる。
- 枕と掛布団は、病棟内で除菌し（商品例：ファブリーズなど）、保管しておく。
- ベッドのマットレスは、アルコール除菌クロスまたはルビスタ®で清拭する。

※リネンと寝具では業者が異なるため。

私物リネン類

- 0.05%テキサント®溶液に30分浸漬した後、水洗いし、ビニール袋に入れ持ち帰ってもらう。
- 色落ちの可能性があること、乾燥できないことをあらかじめ説明しておく。
- 患者自身で、シャワー室で手洗いしてもらってもよい。その場合は室内に干す。
- 共用のランドリーは使用しない（基本的には病室内隔離である）。
- 退院時の私物リネンの消毒は不要であり、そのまま持ち帰ってもらう。

衣類が傷むことがあるため、長時間浸けっ放しにしないこと。

寝衣・レンタル病衣

- 基本的には、病衣レンタルを使用してもらう。
- 使用後は0.05%テキサント®溶液に30分浸漬した後、水洗いし、ビニール袋に入れる。
- 各病棟で専用洗濯機を使用する。
- ビニール袋（二重[※]）に密封し、ビニール袋周囲をアルコール除菌クロスまたはルビスタ®で拭いた後、エレベーターホール前の回収袋に入れる。
- 患者が私物寝衣を希望する場合は、上記私物リネン類の解説に準ずる。

私物リネンでは紛失や間違いなどが発生することもあるため、当院ではレンタル病衣を基本としました。

専門病院の全体像

患者の入院〜退院時の対応

感染防止対策

職員の健康管理

Q&A

チェック表・資料

レンタル病衣などの消毒方法（十三市民病院の場合）

●レンタル病衣などの回収

❶ 患者自身に使用したぶんをビニール袋に入れておいてもらう。

❷ そのビニール袋ごと大きなビニール袋に回収する。患者の名前や枚数などは控えなくてもよい。

❸ 回収したビニール袋の周囲を除菌クロスで拭き、介助浴室に持っていく。

●消毒と提出

❶ 洗濯機のコースを【すすぎ１回】にする。

❷ 水量を選択し「スタート」を押す（ふたを閉めないと動かない）。

 ＊水量はしっかり浸かるように多めで設定する。

❸ 水がたまったら「一時停止」を押す。

❹ 規定量のハイターを入れ、病衣・タオルなどを浸ける。

❺ 30分消毒したら「スタート」を再度押す。

❻ 終了したら回収用の90Lのビニール袋（２重にする）に入れる。

❼ ビニール袋の周囲をアルコール除菌クロスで拭いた後、倉庫の「レンタル回収袋（赤い袋）」に入れる。

 ＊ビニール袋には「十三市民病院　消毒済み」と記入。

※衣料用漂白剤（塩素系）の一例。

水量	ハイター※
20L	200mL
31L	310mL（200＋110）
40L	400mL（200×2）
47L	470mL（200×3＋70）

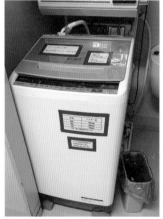

洗濯機に消毒・水洗いの方法を表示

カーテン

・病室のカーテンは、患者ごとの交換は不要である（目に見える汚染時は適宜交換）。

・交換が必要な場合、業者は入室できないため、交換は看護師が実施する。

・外したカーテンは、ビニール袋（一重）に密封する。ビニール袋周囲をアルコール除菌クロスまたはルビスタ®で拭いた後、 No.6 エレベーター前に提出する。

検査室

CT検査

- 患者にサージカルマスクを着用してもらい、1階のCT室で撮影する。
- 使用後はアルコール除菌クロスか0.05%テキサント®溶液での清拭は放射線技師が行う(患者に触れた後の手袋や、患者自身が触れた箇所、撮影台やボタンなど)。
- 壁や床を消毒する必要はない。
- 使用後、環境消毒を実施すれば、すぐに他の患者に使用できる(エアロゾル発生時は、3時間空ける必要がある)。

X線検査

- ポータブル撮影を行う。
- 撮影時は、必ずしもN95マスクを装着しなくてもよい(サージカルマスクで可)。
- 使用後は、放射線技師が、アルコール除菌クロスまたはルビスタ®での清拭(撮影台や操作ボタンなど)を行う。

p.24
「病棟から
CT検査室
への移動」

エレベーター

- p.22参照

面会

- 原則、面会は禁止とする。
- 差し入れなどで、グリーンゾーンに家族が来ることは可能だが、イエローゾーン、レッドゾーンへの入室はできない。
- 同居者(濃厚接触者)の場合は、陰性確認までは原則来院不可とする。
- 陰性確認後は保健所から外出が認められている状態なら、マスク着用、来院時の手指衛生を行うことで来院可とする(ただし入室は不可)。

面会者がレッドゾーンに入室するのは、感染リスクの観点から危険です。

退院患者の搬送

- 護送や搬送患者で医療従事者の介助が必要な場合のPPEは、

  退院基準を満たした後の患者　➡サージカルマスクと必要時手袋
  　　　　　　　　　　　　　　　　(標準予防策で可)

  重症化して転院する患者　　　➡長袖ガウン・マスク・眼の防護具・キャップ・ニトリル手袋

専門病院の全体像

患者の入院〜退院時の対応

感染防止対策

職員の健康管理

Q&A

チェック表・資料

COVID-19 患者が死亡した場合 [4]

感染者の死亡は、国への報告義務があります。

納体袋に入れないと葬儀社は触れることができません。

納体袋に収容、密封されている限り、特別の感染対策は不要です。エプロンや手袋の予備とビニール袋、擦式アルコール手指消毒剤は持参します。

病理解剖は、職員の感染リスクについて検討します。国立感染症研究所作成の感染予防策に記載された設備、あるいは体制などの感染予防策を満たしていない条件下では、病理解剖は推奨されていません。

万が一、入院患者が急変し、死亡した場合の対応も共有しておきます。

- 死亡直後の感染対策は、入院中のPPEと同様とする。
- 保健所（夜間休日は健康局宿日直センター）に報告し、遺体の移動について指示をあおぐ。
- 担当医はすみやかに死亡診断書を作成する。
- 遺体の体腔から血液、体液が漏出しないよう綿などで処理する。
- 遺体は専用の納体袋に収納し、外側をアルコール除菌クロスまたはルビスタ®で清拭する。
- 遺体の搬送はストレッチャーで、No. 4 エレベーターを使用する。
- 遺体搬送時のPPEは、サージカルマスクと手袋着用とする。
- 病院内で納棺を行い、納棺後直葬となる。
- 納棺後は、特別な感染対策は必要ない。
- 葬儀社に対して、故人がCOVID-19であったことを知らせる。

デバイス類の処置はどうする？

末梢静脈カテーテルやCVカテーテル、PICCカテーテル、胃管、気管チューブ等のデバイス類は、必ずしも抜去する必要はありません。バルンカテーテル留置中の場合は、採尿バッグ内の尿のみ廃棄します。

家族は対面できる？

原則、家族は来院しません（入院時に死亡時の対応も説明）。納体袋に納めた後であれば、家族1人に限り遺体との対面が可能です。ただし、非濃厚接触家族もしくは最終接触から14日以上経過している家族に限ります。

患者の個人所有物はどうする？

遺族と協議し、消毒して持ち帰るものと、廃棄するものを確認します。

引用・参考文献
1) 日本環境感染学会：医療機関における新型コロナウイルス感染症への対応ガイド第3版.
http://www.kankyokansen.org/uploads/uploads/files/jsipc/COVID-19_taioguide3.pdf（2020.6.10.アクセス）
2) 職業感染制御研究会：個人防護具の手引き.
http://jrgoicp.umin.ac.jp/related/ppe_catalog_2011/PPE_PPT_201102-2.pdf（2020.7.10.アクセス）
3) 環境省環境再生・資源循環局：廃棄物処理法に基づく感染性廃棄物処理マニュアル. 平成30年3月
4) 厚生労働省新型コロナウイルス感染症対策推進本部『新型コロナウイルス感染症（COVID-19）診療の手引き・第2版』令和2年5月18日付事務連絡.

CHAPTER

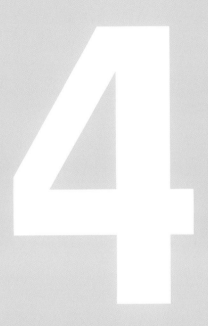

職員の健康管理

職員がCOVID-19に感染しないように業務を管理することが大事ですが、「感染してしまった場合はどうするのか」も、しっかり確認しておきましょう。
また、感染以外にも体調を崩したり、精神的苦痛を感じる職員も少なくありません。職員こそ、体と心のケアが必要です。

前略

こんにちは　突然のお手紙大変失礼いたします。

私は昨年緊急で十三市民病院に搬送となり、命を救っていただいた患者です。現在も外来で診ていただき、大変お世話になっています。ありがとうございます。

元気に幸せに過ごすことができ、担当のドクター、ナースの皆様に感謝の毎日ですが、先日、「十三市民病院がコロナ専門病院になり、入院患者さんは転院、外来受付も、診察もなくなります」という報道を見て、心を痛めております。

院長先生、私たち患者からお願いがございます。どうぞ私たち患者がリスペクトして大切に思っている十三市民病院のドクター、ナースの皆様に、コロナウイルスに対して絶対に危険な治療はさせないでくださいね。皆さんはとても優秀ですが、感染症のスペシャリストではありません。また、あの穏やかな、明るい、優しい、十三市民病院に通える日が1日も早くめぐってきますように、患者たちは待っています。

院長先生、ドクター、ナースを守って差し上げてくださいね。皆様大切な存在です。心からのお願いです。

一患者より

当院がCOVID-19専門病院になることが決まった直後に、
患者さんから届いた手紙です。
職員の安全（二次感染予防）を最優先することが、病院の責務だと思っています。

感染症状がある職員への対応

　病棟勤務者は、勤務前に感染症状の有無や精神状態を把握し、勤務可能か判断します。感染症状があれば、所属責任者に報告し、勤怠の調整を行います。

$\boxed{発熱（37.5℃以上）}$ $\boxed{気道症状（咳、息切れ）}$ $\boxed{強い全身倦怠感}$

のいずれかがある場合

❶ ただちに所属責任者に報告し、就業はしない[1]。

❷ 所属責任者は、医師責任者（当院では呼吸器内科部長）と看護部、ICT（感染対策チーム）に報告する。

❸ 医師責任者から指名された医師（ICT委員の医師）が職員の診療を行う（夜間・休日は、COVID-19当直医が診察）。

❹ ICTは総務課に報告し、対策の決定を行う。

COVID-19 が疑われる場合

・COVID-19の検査を実施する。

上記症状により休暇を取得した場合

・「発症後7日経過、自然解熱後かつ症状消失後3日経過」した場合、勤務可とする。

・就業時はサージカルマスクを着用、手指衛生を遵守する、休憩室で他者と同席しないなど、14日間は感染予防に配慮する。

COVID-19 が否定され、
かつ他の診断（インフルエンザなど）がされた場合

・診断された疾患に応じた院内ルールに基づき、就業の可否を判断する。

・例：インフルエンザの場合

　　当院では、インフルエンザの診断を受け、抗インフルエンザ薬を内服しており、解熱後48時間を経過すれば就業可とする。

病棟管理者は、過重労働にならないシフトを検討します。
p.70～71「体調チェック表」

COVID-19抗原検査の実施手順については、自施設の取り決めおよび最新の情報をご確認ください。

専門病院の全体像

患者の入院～退院時の対応

感染防止対策

職員の健康管理

Q&A

チェック表・資料

職員が発症したときの対応

① 発症者本人

- 就業を停止する。
- 自宅療養となった場合も、出勤可能となるまで休む。
- 復職が可能となった後も、すべての症状が完全に消失するまで常時サージカルマスクを着用し、手指衛生を遵守する。
- 呼吸器症状が再発、あるいは増悪した場合は、すみやかに就業を停止する。

② 接触者リストの作成・提出

p.72
「接触者リスト」

- 職員の所属責任者は、本人からの電話での聞き取りや記録等からすみやかに接触者リストを作成し、ICTに提出する[2]。
- ICTは保健所に接触者リストの提出を行い、指示に従う。

● 接触者リストの対象[2]

期間	・発熱、咳、呼吸困難、全身倦怠感、咽頭痛、鼻汁・鼻閉、味覚・嗅覚障害、眼の痛みや結膜の充血、頭痛、関節・筋肉痛、下痢、嘔気・嘔吐などを呈した2日前から、勤務を離れた日まで ・無症状病原体保有者（臨床的特徴を呈していないが、検査によりCOVID-19と診断された者）の場合、陽性確定に係る検体採取日の2日前から、勤務を離れた日まで
対象者	・同居あるいは長時間の接触（車内、航空機内等を含む）があった者 ・発症者の気道分泌物もしくは体液等の汚染物質に直接触れた可能性が高い場合 ・手で触れることのできる距離（目安として1メートル以内）で、必要な感染予防策なしで、15分以上の接触があった者（周辺の環境や接触の状況など、個々の状況から感染性を総合的に判断する）

専門病院の全体像

患者の入院〜退院時の対応

感染防止対策

職員の健康管理

Q&A

チェック表・資料

③ 接触者に対する対策の決定

- 院内のCOVID-19対策本部において、保健所と相談しながら接触者への対策を決定する。

就業制限を行う職員

- 最終接触日から14日間自宅待機とする（検査陰性でも同様）。
- 最終接触日から14日間は、１日２回体温測定を行う。
- 37.5℃以上の発熱、咳、呼吸困難、全身倦怠感、咽頭痛、鼻汁・鼻閉、味覚・嗅覚障害、眼の痛みや結膜の充血、頭痛、関節・筋肉痛、下痢、嘔気・嘔吐など、普段と違う症状が現れた場合は、ただちに所属責任者と保健所に電話連絡し、保健所の指示に従う。

健康監視のもと就業可とする職員

- 最終接触日から14日間は、１日２回体温測定を行い、就業時はサージカルマスクを着用、手指衛生を遵守する、休憩室で他者と同席しないなど、感染予防に配慮する。
- 37.5℃以上の発熱、咳、呼吸困難、全身倦怠感、咽頭痛、鼻汁・鼻閉、味覚・嗅覚障害、眼の痛みや結膜の充血、頭痛、関節・筋肉痛、下痢、嘔気・嘔吐など、普段と違う症状が現れた場合は、ただちに所属責任者に報告し、勤務を停止する。
- 保健所への電話連絡の際、健康監視のもと就業している職員であることを伝え、指示に従う。

p.55
「感染症状がある
職員への対応」

④ 病棟全体の管理

- ナースステーション内などの「清潔（グリーン）ゾーン」でも、職員どうし会話をするときには、サージカルマスクを着用する。
- 休憩室内の人数は可能な限り少なくする（時間のトリアージを行う）。
- 食事などで休憩室を使用するときは、職員どうしは左右の座席１つぶんの間隔を空け、向かい合わないようにする。また会話をしながらの飲食は避ける。

通常清掃でも行っていますが、念のためいったんリセットします。

職員の安全のために、環境調査を適宜行う必要があります。

⑤ 環境清拭の強化

- 発症職員が立ち寄った場所（ナースステーション内、休憩室、更衣室、トイレなど）の人の手が触れる場所を、アルコール除菌クロスまたはルビスタ®または0.05%テキサント溶液で清拭する。

● ある日の COVID-19 患者周辺の環境調査

・採取日：2020/05/＊＊
・採取方法：デンカ生研スワブを用いた拭き取り

採取場所	PCR結果	採取場所	PCR結果
リモコン	陰性	髪の毛	陰性
洗面台鏡	陰性	床	陰性
ナースコール	陰性	換気扇	陰性
靴底（医師A）	陰性	マスク裏	陰性
靴底（医師B）	陰性		

当日患者検体	PCR結果
喀痰	陽性

⑥ 院内外への説明（リスクコミュニケーション）

- 報道される場合、できる限りその前に院内職員や患者に情報を発信し、混乱を防ぐ。
- 病院のホームページに説明文を掲載する。

⑦ 診療の継続の判断

- 職員発症の場合、同部署の職員が濃厚接触者となり、多人数が出勤できないことが予測される。そのため、職員発症が1例でもあればICTは総務課に報告し、院内のCOVID-19対策本部で診療の継続について判断する（同部署の入院制限、人員の流動的配置など）。

医療従事者の濃厚接触と曝露リスクの評価[3]

p.29
「COVID-19
患者受け入れ
時の個人防護
具（PPE）」

濃厚接触があったとしても、すべての医療従事者が就業制限の対象になるわけではありません。個々の状況に応じて曝露リスクの評価を行います。

曝露リスクの評価ポイント

❶
患者のマスク
着用の有無

❷
医療従事者の
PPE着用の有無

❸
医療行為の種類

医療従事者のPPE着用については、マスクおよびフェイスシールド、ゴーグルなど眼を保護するPPEの装着［→p.30］が特に重視されています。例えば、患者がマスクを着用していない場合、医療従事者がサージカルマスクを着用していても、眼の防護がなされていなければ中リスク［→p.60］と判断します。

特に
重要！

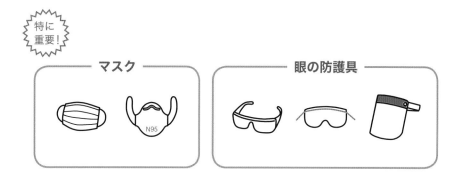

医療行為の種類については、特にエアロゾルが生じる処置として、気管挿管・抜管、気道吸引、NPPV装着、気管切開術、心肺蘇生、用手換気、気管支鏡検査、ネブライザー療法※、誘発採痰などが要注意とされています［→p.33］。

※ここで述べているネブライザー療法は肺炎の治療に対して行われるものであり、耳鼻咽喉科で使用するような薬剤投与に用いるネブライザーは該当しない。

専門病院の全体像

患者の入院〜退院時の対応

感染防止対策

職員の健康管理

Q&A

チェック表・資料

● 医療従事者の曝露のリスク評価と対応

新型コロナウイルス感染症患者と接触したときの状況(注1)		曝露のリスク	健康観察(曝露後14日目まで)	無症状の医療従事者に対する就業制限
マスクを着用している新型コロナウイルス感染症患者と感染性期間中に長時間(注2)の濃厚接触あり				
医療従事者のPPE	着用なし	中リスク	積極的	最後に曝露した日から14日間
	サージカルマスクの着用なし	中リスク	積極的	最後に曝露した日から14日間
	サージカルマスクは着用しているが眼の防護なし	低リスク	自己	なし
	サージカルマスクは着用、眼の防護もしているがガウンまたは手袋の着用なし	低リスク	自己	なし（体位変換などの広範囲の身体的接触があった場合は14日間）
	推奨されているPPEをすべて着用	低リスク	自己	なし
マスクを着用していない新型コロナウイルス感染症患者と感染性期間中に長時間(注2)の濃厚接触あり				
医療従事者のPPE	着用なし(注2)	高リスク	積極的	最後に曝露した日から14日間
	サージカルマスクの着用なし(注2)	高リスク	積極的	最後に曝露した日から14日間
	サージカルマスクは着用しているが眼の防護なし	中リスク	積極的	最後に曝露した日から14日間
	サージカルマスクは着用、眼の防護もしているがガウンまたは手袋の着用なし	低リスク	自己	なし（体位変換やリハビリなどの広範囲の身体的接触があった場合は中リスクとして14日間）
	推奨されているPPEをすべて着用	低リスク	自己	なし（注3に該当する場合は中リスクとして14日）

Interim U.S. Guidance for Risk Assessment and Public Health Management of Healthcare Personnel with Potential Exposure in a Healthcare Setting to Patients with 2019 Novel Coronavirus (2019-nCoV).2020年4月15日版をもとに作成し改変

注1：記載されているPPE以外のPPEは着用していたと考える。例えば「眼の防護なし」とある場合は、それ以外の推奨されるPPE（マスク、手袋、ガウン）は着用していたと考える。

注2：接触時間の目安について、旧ガイドでは3分以上を一定時間としていたが、海外の各専門機関の指針等をふまえて全般的に"15分以上"を長時間の基準に変更した。ただし、患者と医療従事者が共にマスクを着用せず、外来診察など近い距離で対応した場合は、3分以上でも感染リスクが発生する可能性もある。そのため、時間だけで明確にリスクのあるなしを決定せず、その際の状況もふまえて判断する必要がある。

注3：サージカルマスクを着用した医療従事者が大量のエアロゾルを生じる処置を実施した場合や、これらの処置を実施中の病室内に滞在した場合は中リスクと判断する。ただし、N95マスクを着用していた場合は低リスクと判断する。

日本環境感染学会：医療機関における新型コロナウイルス感染症への対応ガイド第3版．より引用

http://www.kankyokansen.org/uploads/uploads/files/jsipc/COVID-19_taioguide3.pdf（2020.6.10.アクセス）

● 曝露後の職員の健康観察[3]

方法❶：積極的観察	所属責任者が曝露した医療従事者に対し、発熱または呼吸器症状の有無について1日1回、電話やメール等で確認する
方法❷：自己観察	曝露した医療従事者自身が業務開始前に発熱または呼吸器症状の有無を所属責任者に報告する

感染管理には、防護具を正しく装着することと、
"勇気ある看護師"の存在が欠かせません。

専門病院の全体像

患者の入院〜退院時の対応

感染防止対策

職員の健康管理

Q&A

チェック表・資料

職員の心のケアも忘れずに

　　「自分が感染したら、どうしよう」「周囲に感染させたら、どうしよう」という不安を抱えていませんか？

　　COVID-19の医療現場では、患者さんに直接かかわる医療従事者だけでなく、直接患者さんにかかわらなくても、まわりで支援している職員も含めて、心のケアの必要性が高まってきています。

　　診療に対する緊張感や孤立感、周囲の偏見による心ない言葉、過度の情報量などのために、気分が落ち込んだり、集中できなかったり、眠れなかったり、イライラしたり、何をしても面白くなかったり…このような症状がある人は、ぜひ健康相談を利用してください。当院では産業医がカウンセリングを行っています（申込制）。プライバシーは厳守され、相談内容が職場などに知られることはありません。

引用・参考文献
1) 令和2年4月24日大阪市民病院機構理事長発「発熱・咳嗽などの症状があるときの勤務について〜新型コロナウイルス感染症拡大防止に向けて〜」
2) 国立感染症研究所感染症疫学センター：新型コロナウイルス感染症患者に対する積極的疫学調査実施要項（2020年5月29日暫定版）.
　 https://www.niid.go.jp/niid/images/epi/corona/2019nCoV-02-200529.pdf（2020.6.30.アクセス）
3) 日本環境感染学会：医療機関における新型コロナウイルス感染症への対応ガイド第3版.
　 http://www.kankyokansen.org/uploads/uploads/files/jsipc/COVID-19_taioguide3.pdf（2020.6.10.アクセス）

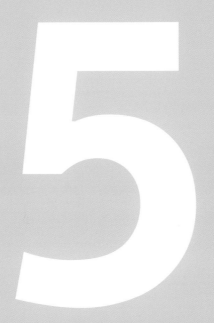

CHAPTER

5

COVID-19 患者対応に関する
Q & A

COVID-19患者に対応する場面では、わからないこと、迷うことがいろいろと出てきます。これからCOVID-19患者を受け入れる病院から実際にあった質問をまとめました。

Q1

入院中の1日のスケジュールを教えてください。

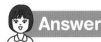 **Answer**

患者さんの状態などによりますが、当院ではおおよそこのような流れになります。

6：00	検温　点滴	13：00	下膳　内服確認
8：00	朝食	17：00	検温　点滴
9：30	採血・PCR検査　検温　点滴交換	18：00	夕食
11：30	血糖測定	22：00	消灯
12：00	昼食		

Q2

検温は1日に何回行えばよいですか？

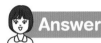 **Answer**

軽症の患者さんは1日1回、その他の患者さんは病状に合わせて、医師の指示どおりに行います。

Q3

検温の物品などは個別使用にすべきでしょうか？

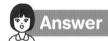 **Answer**

当院では体温計は個別、それ以外（血圧計、SpO$_2$モニターなど）は共有しています。共有する物品は、そのつどアルコール除菌クロスまたはルビスタ®で清拭しています。

Q4

持参薬はどう管理すればよいでしょうか？

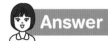 **Answer**

お薬手帳、持参薬の外装を1錠ずつルビスタ®で拭いてチャック付きのビニール袋に入れ、ビニール袋をルビスタ®で拭いて持ち出し、薬剤師が確認します。

服薬状況については、薬剤師が直接患者さんの携帯電話に電話をして確認します。携帯電話が使えない人はナースコールで確認しています。

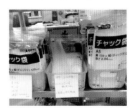

レッドゾーンに持ちこむ、あるいは持ち出す際に必要なビニール製の袋

Q5

COVID-19患者の急変、重症化はどう判断し、対応すればよいのでしょうか？

 Answer

　日本医師会作成の「新型コロナウイルス感染症外来診療ガイド」等に、いくつか重症化の指標がありますが、注意する症状としては、急激な息苦しさの悪化、起坐呼吸、意識レベルの低下などが挙げられます。臨床所見としては、24回/分以上の呼吸数の増多、酸素吸入下（3L経鼻カニューラ）でもSpO$_2$93％を維持できないときは、挿管下人工呼吸管理導入が必要と考え、高次医療機関へ転院の方針としています。

Q6

夜間の看護体制はどう対応していますか？

 Answer

　当院では、4名または5名の看護師で夜勤に対応しています。うち1名は常にグリーンゾーンでの業務で、リーダーの役割を担います。

Q7

レッドゾーンに看護師の常駐は必要ですか？　滞在時間は？

 Answer

　レッドゾーンにいられる時間は、長くても1時間半程度です。できるだけまとめて仕事を済ませて、早く出てくるようにします。当院では看護師2名1組で、時間を決めて交代でレッドゾーンに入っています。

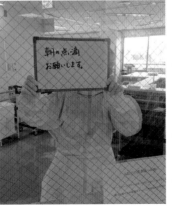

レッドゾーンの看護師が希望すること（物）をボードに記入し、ガラス越しに示しているところ。これを見たグリーンゾーンの看護師が用意し、イエローゾーンで渡します。電話でもいいのですが、PPEを着用していると聞きとりにくく、しゃべりにくく、PHSの番号を押しにくいので、当院ではこの方法をよく使います。

専門病院の全体像

患者の入院〜退院時の対応

感染防止対策

職員の健康管理

Q&A

チェック表・資料

Q8

患者指導はどのように行えばよいでしょうか？

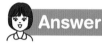 **Answer**

　患者さん、職員お互いに感染の機会を減らすという観点で、当院では患者さんができることは自身で行ってもらっています。体温の申告などくらいしか、することはあまりありません。リハビリテーションが必要な患者さんには指導しますが、基本的には患者さんに触れて指導することはありません。

Q9

「いつ治るの？」「いつ退院できるの？」と患者さんに聞かれたら、どう答えればよいのでしょうか？

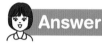 **Answer**

　「はっきりとした治療薬がまだありません。重症化する患者さんもいます。しかし、ほとんどが対症療法を行ううちに治癒していくようです。栄養をしっかり摂って、体力の維持に努めてください」などとお話しています。

Q10

入院中、患者さんは何にストレスを感じるのでしょうか？　どのように対処していますか？

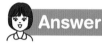 **Answer**

　患者さんは自由に外出できず、面会も禁止のため、必要なものが自由に手に入らないことがあります。当院では、宅配便は受取り可能にしています。また売店に協力してもらい、売店のものを注文販売することで、できるだけ患者さんが不自由な思いをしないように配慮しています。

　病室での携帯電話やパソコンの使用、補食（生もの以外）も可としています。

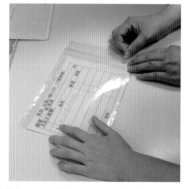

患者さんから希望があった買い物をリストに記入。ビニール製の袋に入れ、レッドゾーンからグリーンゾーンへ持ち出します。

専門病院の全体像

患者の入院〜退院時の対応

感染防止対策

職員の健康管理

Q & A

チェック表・資料

Q11

フェイスシールドを装着することで、患者さんとうまくコミュニケーションがとれなかったり、ストレスがたまったりしませんか？

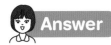 Answer

　防護服やフェイスシールドにより、看護師の顔がわかりにくいため、防護服に名前を貼っています。一般の患者さんと同じようにやりとりしているので、特にコミュニケーション不足を感じることはありません。

Q12

面会を強く希望する家族には、どう対応すればよいでしょうか？

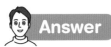 Answer

　同居の家族も接触者として自宅療養中のことが多く、外出できませんので、入院当初は患者さんと家族双方の強い希望があっても面会できません。家族の観察期間が終われば来院が可能となりますが、レッドゾーンへの入室はできません。

　当院の扉は、ゾーニングを行い全面ガラスですので、ガラス越しに電話などを用いて面会は可能ですが、当院では面会希望者はいませんでした。

Q13

食事内容は一般の患者さんとは異なるのでしょうか？

 Answer　（栄養士より）

　患者さんの併存疾患によって、病態別の食事をオーダーします。COVID-19だからといって特別なものはなく、併存疾患がなければ、現状当院では、常食（2000kcal）と嚥下食（1500kcal）、幼児食（1000kcal）を提供しています。

Q14

味覚・嗅覚異常がある場合、どう対応すればよいでしょうか？

 Answer　（栄養士より）

　特別な対応はしていません。ただ、当初カレーライスを提供した際、香辛が強すぎて下痢を訴える患者さんが数人いたため、当院ではカレーライスは出さないようにしています。

Q15

患者さんの嗜好やアレルギー、食事摂取量は、どのように確認していますか？

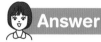 **Answer** （栄養士より）

　アレルギーや嗜好の内容は、基本的に病棟スタッフが聞き取り情報より把握し、必要に応じてナースコールで情報収集します。嗜好について基本的には対応なしですが、食欲不振などあれば、対応します（食物禁忌オーダー）。食事摂取量は電子カルテにて確認します。

Q16

栄養管理で工夫すべき点はありますか？

 Answer （栄養士より）

　免疫力の増強のため献立を調整し、全患者に対し、毎日昼食時にタンパク質や微量元素、乳酸菌が含まれる経口補助食品（ONS）を付け加えています。嚥下食では液体の栄養剤の代わりにゼリー状のものを提供しており、その他食欲不振、褥瘡保有の患者さんなど、必要に応じて他の栄養剤を追加する場合もあります。

　また、お茶はブリックパック（200mL）を昼食・夕食時に付けています。

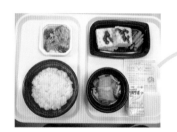

常食（ONS付き）の献立例
ごはん、スパニッシュオムレツ、ブロッコリーの和え物、ロールキャベツのスープ煮、ONS（リハサポートMini）

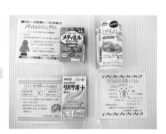

ONSの例
ONSはCOVID-19専門病院になってから付けることになり、ONSの目的を患者さんに理解してもらうために説明カードを添えています。

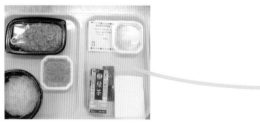

嚥下食の献立例
全粥、ささみのケチャップ煮、キャベツの炒め物、ババロア、鯛みそ

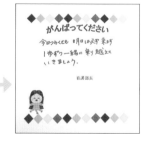

看護部長のメッセージカード

COVID-19 対応で使える

チェック表
・
資　料

院内で使用しているものの一部です。
あくまで十三市民病院用の内容なので、アレンジしてご活用ください。

● 職員の体調チェック表 ①：病棟スタッフ

● 症状有りの場合は以下の症状の当てはまるものを記載してください。

発熱（37.5度以上）、咳、呼吸困難、全身倦怠感、咽頭痛、鼻汁、鼻閉、味覚・嗅覚障害、眼の痛み、結膜充血、頭痛、関節・筋肉痛、下痢、嘔気・嘔吐

【　　　月】

氏名		日付（ ）	日付（ ）	日付（ ）	日付（ ）	日付（ ）	日付（ ）	日付（ ）	日付（ ）	日付（ ）	日付（ ）	日付（ ）	日付（ ）
（例）	体温	35.6			35				35	35.2	35.4		
	症状の有・無	無			咳				無	無	無		
1	体温												
	症状の有・無												
2	体温												
	症状の有・無												
3	体温												
	症状の有・無												
4	体温												
	症状の有・無												
5	体温												
	症状の有・無												
6	体温												
	症状の有・無												
7	体温												
	症状の有・無												
8	体温												
	症状の有・無												
9	体温												
	症状の有・無												
10	体温												
	症状の有・無												

● 職員の体調チェック表 ②：医師

月 日	曜日	症状	氏 名	氏 名	氏 名	氏 名	氏 名	氏 名	氏 名	氏 名
(例) 5月7日	(例) 木	37.5℃以上の発熱	なし	なし	あり	休み	なし	なし		年 休
		呼吸器症状	なし	なし	なし		なし	なし		
		強い倦怠感	弱い	軽度	なし		なし	なし		
		嗅覚・味覚障害	なし	なし	なし		なし	なし		
		37.5℃以上の発熱								
		呼吸器症状								
		強い倦怠感								
		嗅覚・味覚障害								
		37.5℃以上の発熱								
		呼吸器症状								
		強い倦怠感								
		嗅覚・味覚障害								
		37.5℃以上の発熱								
		呼吸器症状								
		強い倦怠感								
		嗅覚・味覚障害								
		37.5℃以上の発熱								
		呼吸器症状								
		強い倦怠感								
		嗅覚・味覚障害								

専門病院の全体像

患者の入院～退院時の対応

感染防止対策

職員の健康管理

Q&A

チェック表・資料

●COVID-19 患者の接触者リスト

記載内容

患者ID　　　　　患者氏名：　　　　　　　　　　　　調査者氏名：

接触者リスト（別途健康観察票により健康観察を行う）

接触者番号	よみがな氏名	年齢	性別	続柄（関係）	患者との最終接触日	基礎疾患※1	観察期間内の発症※2	連絡先（電話番号、メールアドレス等）	備考（接触状況等）
					年　月　日	無／有	無／有		
					年　月　日	無／有	無／有		
					年　月　日	無／有	無／有		
					年　月　日	無／有	無／有		
					年　月　日	無／有	無／有		
					年　月　日	無／有	無／有		
					年　月　日	無／有	無／有		
					年　月　日	無／有	無／有		
					年　月　日	無／有	無／有		
					年　月　日	無／有	無／有		
					年　月　日	無／有	無／有		
					年　月　日	無／有	無／有		

基礎疾患※1 吹き出し：妊娠、喫煙、糖尿病、呼吸器疾患（喘息・COPDその他）、腎疾患、肝疾患、心疾患、神経筋疾患、血液疾患（貧血等）、免疫不全（HIV、免疫抑制剤使用含む）、悪性腫瘍（がん）

観察期間内の発症※2 吹き出し：保健所から、毎日連絡があります

備考（接触状況等）吹き出し：場所、時間、距離、個人防護具着用の有無などを記載【例】休憩室で隣に座って食事。その後マスク着用なしで、会話し計30分一緒に過ごした。

※1 基礎疾患が「有」の際は備考欄に詳細記入
※2 観察期間は患者との最終接触日から14日後までとし、「有」の際は患者として、患者臨床症状調査票により調査を行う。

国立感染症研究所感染症疫学センター：新型コロナウイルス感染症患者に対する積極的疫学調査実施要項 調査票（案）（2020年4月20日更新）．より一部改変して転載

72

●COVID-19 手指衛生・個人防護具チェック表

【　　　】階病棟

評価：できている→2、一部できている→1、できていない→0

			月 日	月 日	月 日	月 日	月 日	月 日	月 日
グリーンゾーン	**着　衣** ※以下の順番で実施できているか	①手指衛生	正しい方法で実践できる						
		②長袖ガウンの着用							
		③サージカルマスクの着用	口、鼻がしっかり覆われるように装着						
		④ゴーグルの着用	鏡でチェック：髪が露出する場合は、ピンやヘアバンド、ゴムなどを使用						
		⑤キャップの着用	ゴーグルのフレームができるだけキャップ内に入るように！						
		⑥手袋の着用（ニトリル手袋）	手袋を1枚取り出す→片手で手袋の手首部分を持ち、反対側の手につける→手袋をつけた手でもう1枚の手袋を取り出し、もう片方の手につける→指先や指のまたにフィットするように調製する→手袋から長袖ガウンの袖を覆う						
廊下	手袋交換 （患者間のポリ塩化ビニル手袋）		片方の手で反対の手首近くの手袋の外側をつまむ→手袋が表裏反対になるように外し、医療廃棄箱に廃棄→脱いだ手で手袋の手首の下に指を滑り込ませる→裏表反対になるように外す→そのまま医療廃棄箱に廃棄→手指衛生→新しい手袋を着用（着衣の⑥参照）						
			ポリ塩化ビニル手袋やエプロンをつけたまま、別の行動をしていないか						
イエローゾーン	**脱　衣** ※以下の順番で実施できているか	①イエローゾーンに入る	扉に体が触れないように注意する						
		②長袖ガウンを脱ぐ	長袖ガウンの両肩付近の表面をつかみ、前に引っ張って首の後ろ部分をちぎる→ガウンの裏が表になるように脱ぎ、上半身部分を内側に包む（手袋も一緒に脱いで可）→腰のあたりでまとめ、前に引っ張り小さくまとめる（表面に触れないよう注意）→医療廃棄箱に廃棄						
		③手袋を脱ぐ							
		④手指衛生	正しい方法で実践できる						
		⑤キャップを脱ぐ	後ろ側をつかみ、顔を汚染しないように脱ぐ						
		⑥ゴーグルを外す	キャップに入っていた清潔な部分の縁を持って外し、所定の場所に入れる						
		⑦サージカルマスクを外す	マスクの表面に触れないようにひもを持ち外す						
		⑧手指衛生	正しい方法で実践する						

※脱衣の途中で汚染があった場合、手指衛生を実施する

専門病院の全体像　患者の入院～退院時の対応　感染防止対策　職員の健康管理　Q&A　チェック表・資料

●COVID-19 物品チェック表

・物品は毎日フリー業務担当看護師が残数チェック！定数以下になれば請求する。
・休日前は定数×休日 日数分を請求・準備する。
・物品請求時は物品のSPDカードにあるものを先に出し、足りない数を請求する。
・COVID-19検体セットも同様に請求・準備する。
・患者数の変動・ゾーン分けの変更時はリーダーへ相談する。

物品名	定数	月 日 現在ある数	月 日 請求数
サージカルマスク	3箱 マスク保管庫確認		
N95マスク	スモール：3箱 / レギュラー：3箱 / 3M：1箱 開けたら師長へ請求		
ブルーガウン（長袖タイプ）	5箱		
ビニールエプロン	10箱		
インナー手袋：MEDLINE Sensi Care（ニトリルゴム製）	S 3箱ずつ / M 3箱ずつ / L 3箱ずつ		
キャップ	2箱		
ハビピス（詰め替え用）	5箱		
フィットフィックス排液凝固剤	5個		
感染性医療廃棄物容器	残20個で師長へ請求		

物品名	定数	月 日 現在ある数	月 日 請求数
PCRセット（痰容器）	10セット		
PCRセット（インフルエンザ用 綿棒）検査部請求	10セット		
ゴージョーMHS 1200mL TFXオートディスペンサー専用	1箱		
廊下のラビジェル残量	2箱 SPDのラベルを毎日提出		
ポリ塩化ビニル手袋	S 10箱ずつ / M 10箱ずつ / L 10箱ずつ		
シューズカバー	5箱		
マスクにくっつくアイガード	5箱		
クイックルワイパー 詰替	5個		
セイフキープ 本体	5個		
セイフキープ 詰替	5個		

※「物品」は当院で選択・使用しているものであり、あくまで一例

©十三市民病院

● COVID-19 入院患者への説明書

新型コロナウィルス感染症で入院された患者様へ

ID：　　　　　　　氏名：　　　　　　　様

	入院当日　月　日	月　日　～　月　日	退院当日　月　日
目標	入院、治療の必要性を理解できる	体温・呼吸状態などが安定する	体温・呼吸状態などが安定する
治療処置	医師の指示により点滴があります 普段飲まれているお薬を確認します	痛みが強い時や38度以上の発熱時は内服や坐薬を使用できます	
検査		検査がある場合は事前に説明させていただきます	症状がおさまり検査結果にて医師が判断すれば退院していただきます
食事	あなたの食事は常食・全粥食です 医師の指示があるまで絶食です	医師の指示があれば食事が開始になります	
活動	病室内でお過ごしください 行動制限について看護師から説明があります	病室内でお過ごしください	病室内でお過ごしください
清潔	入浴やシャワーの許可がでない場合は身体を拭かせていただきます 入浴やシャワーの許可がある場合は看護師から説明があります		
備考	医師より治療の説明があります 面会は制限させていただいています		退院時必要なモノをお渡しします

※状況に応じて予定が変更になる場合があります

©十三市民病院

●COVID-19 患者 退院後清掃・片付けチェック表

清掃順序	清掃担当者	注意事項	リーダー（　　　）
❶ 感染性医療廃棄物容器	看護師	・室内のごみや室内にあるものはすべて病室前の感染性医療廃棄物容器に廃棄（手袋・吸引チューブなどの消耗品など）	確認後 ✓ する ☐
❷ シーツ交換	看護師		☐
❸ 物品片付け	看護師		☐
❹ 室内清掃	看護師		☐
❺ 感染性医療廃棄物容器の破棄	看護師	・患者に触れたものはすべて感染性医療廃棄物容器に入れ蓋を閉じ、周囲をアルコールで拭き取り、6号エレベーター前へ出す ・新しい感染性廃棄物容器へ交換	☐
❻ 最終チェック	リーダー	❶〜❺の清掃が終了しているか確認	☐

©十三市民病院

● COVID-19 用の個人防護具が足りないときの代替品の加工

専門病院の全体像

患者の入院〜退院時の対応

感染防止対策

職員の健康管理

Q&A

チェック表・資料

代替品の例 ❶ レインコート

- 前後は逆で装着します
- 装着時の後ろ側をカットします

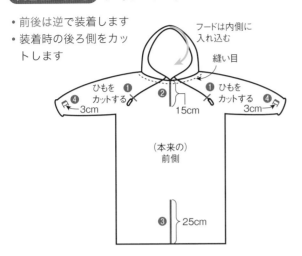

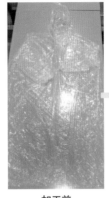

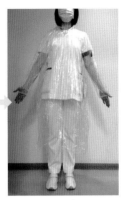

加工前　　　　　加工後

❶ 袋を開け、フードに付いているひもの袋に近い部分をカットしておく
❷ 本来の前側、上から15cmをカットする
❸ 本来の前側、中央の裾の端から25cmカットする
❹ 袖口に親指を通す穴を3cm程度あける（袖口ゴムに重ならないように）
❺ 着用後、フードのひもを結んでおく

脱衣時のPOINT

両肩付近の表面をつかんで、前に引っ張るとき、シュッと強めの力で行う

代替品の例 ❷ 粉じん対応防護服 タイベック®ソフトウェア

＊タイベック®は米国デュポンの関連会社の登録商標です。

- 前後は逆で装着します
- 装着時の後ろ側をカットします

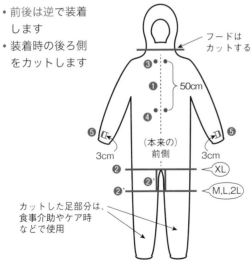

カットした足部分は、食事介助やケア時などで使用

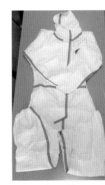

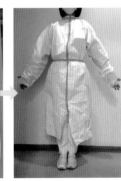

加工前　　　　　加工後

❶ チャックを開ける。
❷ 本来の前側、上から100cm残し、そこから下をカットする（❷XLは股部を横にカットのみ、❷'M、L、2Lは足部分横にカットと股部両側を縦にカットする）
❸ 本来の前側、首元上部にビニールひもを通す穴を2つあける
❹ 本来の前側、上から50cmに腰ひもを通す穴を2つあける
❺ 袖口に親指を通す穴を3cm程度あける（袖口ゴムに重ならないように）
❻ ビニール袋をカットし、3cm幅のひもを作る（ビニール袋の口1周分）
❼ カットした穴（❸、❹）にビニールひもをつける

病院長のCOVID-19日記

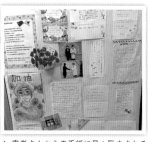

2020年 3月

3月初旬	結核病棟をCOVID-19病棟にするよう行政から指示あり
3月9日（月）	結核入院患者、近隣の病院への転院始まる（37床）
3月12日（木）	休んでいる職員1名に熱発（緊張走る）
3月13日（金）	COVID-19対策会議（受け入れについて）
3月15日（日）	休んでいた職員1名がPCR陽性と判明（緊張走る）→病院幹部職員集合
	→ご家族から感染、病院には勤務しておらず、濃厚接触者はいないため、
	外来診療・入院診療継続可となる
3月16日（月）	入院患者1名、職員1名、肺炎疑い（緊張走る）→後にどちらも陰性と判明
3月19日（木）	結核患者すべて、転院完了
3月25日（水）	1人目のCOVID-19患者が入院
3月26日（木）	1日2～3名のペースでCOVID-19患者が入院
3月29日（日）	志村けんさん、COVID-19による肺炎のため亡くなる

▲ 患者さんからの手紙に日々励まされる

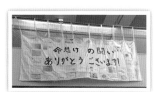

▲ 応援の言葉を横断幕にして掲げる

4月

4月1日（水）	大阪府によるCOVID-19患者の受け入れ要請に関する説明会
4月3日（金）	COVID-19対策会議（受け入れについて、面会禁止について、など）
4月8日（水）	緊急診療部長会（受け入れ増について、7階病棟の患者の移動、など）
4月14日（火）	松井一郎大阪市長「十三市民病院を〝コロナ専門病院〟にします」
	そのころすでにCOVID-19患者は16名入院

この日から状況が大きく変わった―

4月15日（水）	各診療部長、部門長を集めて説明、入院患者の転院・退院調整開始
4月16日（木）	病院内で対策会議
	救急受け入れ停止、外来初診受け入れ停止
4月17日（金）	市民病院機構感染症内科医による一般病棟のゾーニング
4月19日（日）	入院患者の受け入れ停止
4月20日（月）	この日以降手術はすべて中止、すべての医師に状況説明
4月21日（火）	大阪市立大学から感染症内科医が応援に来ることが決定
4月22日（水）	午前、市民病院機構で今後の対策会議
	午後、大阪市立大学から感染症教授来院、ゾーニングを実施
4月23日（木）	感染対策会議
	岡江久美子さん、COVID-19による肺炎のため亡くなる
4月24日（金）	COVID-19対策会議　歯が痛むので歯科医院へ
4月27日（月）	本日より外来診療停止、正面玄関閉鎖
	個人防護具の着脱練習

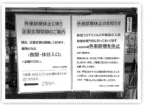

▲ 外来診療休止、病院正面玄関
閉鎖のお知らせ

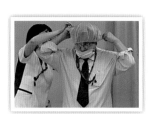

▲ 個人防護具着脱の練習。私も参加

4月28日（火）	大阪市立大学感染症内科医によるCOVID-19講義
	産業医と協議
4月30日（木）	一般病棟に入院していたすべての患者の退院、転院が完了

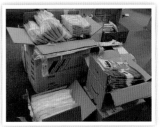
▲ 全国から届いたマスクなどの支援物資

5月

5月1日（金）	COVID-19専門病院となる（入院患者は20名）
	COVID-19対策会議
	一般病棟の感染病床化は、本日完成の予定であったが、
	資材が入らず連休明けとなる　歯の治療のため歯科医院へ
5月4日（月）	午前、NHK取材、午後、テレビ大阪取材
5月6日（水）	早朝、NHK取材
5月7日（木）	本日より、一般の医師によるCOVID-19患者の回診、主治医化が始まる
	歌手のBOROさんが医療従事者の応援歌を送ってくれる（昼休みに連日流す）
5月8日（金）	入院患者は少しずつ退院、15名に
5月11日（月）	外来患者数人電話再診　このころは1人入院しては1人退院するという状況
5月12日（火）	平和な1日
5月13日（水）	検食　平和な1日　一般病棟の工事（ゾーニングのための）終了
5月14日（木）	一般病棟でのCOVID-19患者受け入れが始まるため、ホテル暮らし開始
5月15日（金）	COVID-19対策会議　一般病棟での受け入れを始める
5月16日（土）	民放各社取材
5月18日（月）	銀行から高額寄付受ける
5月19日（火）	医療安全会議
5月20日（水）	午前、大阪市民病院機構会議
	午後、大阪大学治験会議
5月21日（木）	午後、淀川区市会議員の訪問受ける
5月22日（金）	COVID-19対策会議
5月25日（月）	午前、電話再診
	午後、阪和第二病院の高田副院長が来院（国内2か所目のCOVID-19専門病院に）
5月26日（火）	平和な1日
5月27日（水）	大阪市健康局長来院、打ち合わせ
5月28日（木）	COVID-19対策会議、院内感染会議
5月29日（金）	午前、大阪市立大学感染症教授、寄生虫学教授と治験会議
	MKタクシーへ感謝状（職員宿泊ホテルへの送迎）
	午後　大阪市民病院機構理事会

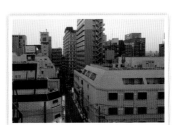
▲ 宿泊ホテルから眺めた朝焼け
（ラブホテルしか見えない）

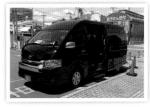
▲ MKタクシー。
職員をホテルまで送迎してくれた

6月

6月1日（月）	午後、テルモの紫外線殺菌装置の説明会
	夕方、医局会で院長としてお願い（論文の勧め、今やっておくべきこと）
6月2日（火）	午後、毎日新聞取材
6月3日（水）	がんこ寿司総本店に感謝状（職員への夕食、休日の昼食の提供、1000食）
6月4日（木）	大阪府健康医療部長来院、視察

▲ 患者さんからの励ましを
いつも見えるところに

INDEX

大阪市立十三市民病院がつくった
新型コロナウイルス感染症[COVID-19]
対応BOOK

2020年8月5日　第1版第1刷発行

監　修　大阪市立十三市民病院
　　　　COVID-19対策委員会
編　著　西口 幸雄、白石 訓、山本 紀子
発行者　有賀 洋文
発行所　株式会社 照林社
　　　　〒112-0002
　　　　東京都文京区小石川2丁目3-23
　　　　電話　03-3815-4921（編集）
　　　　　　　03-5689-7377（営業）
　　　　http://www.shorinsha.co.jp/
印刷所　共同印刷株式会社

検印省略（定価はカバーに表示してあります）
ISBN978-4-7965-2495-7
©Yukio Nishiguchi, Satoshi Shiraishi, Noriko Yamamoto/2020